艾滋病

防治知识读本

AIZIBINGFANGZHIZHISHIDUBEN

主　审　高　路

主　编　梁志静　副主编　周哲人

西安交通大学出版社
XI'AN JIAOTONG UNIVERSITY PRESS

图书在版编目(CIP)数据

艾滋病防治知识读本/梁志静主编. —西安:西安
交通大学出版社,2015.8(2017.7 重印)
ISBN 978 - 7 - 5605 - 5419 - 8

Ⅰ.①艾…　Ⅱ.①梁…　Ⅲ.①获得性免疫缺陷
综合征-防治　Ⅳ.①R512.91

中国版本图书馆 CIP 数据核字(2015)第 180012 号

书　　名	艾滋病防治知识读本	
主　　编	梁志静	
责任编辑	史菲菲	
出版发行	西安交通大学出版社	
	(西安市兴庆南路 10 号　邮政编码 710049)	
网　　址	http://www.xjtupress.com	
电　　话	(029)82668357　82667874(发行中心)	
	(029)82668315(总编办)	
传　　真	(029)82668280	
印　　刷	陕西奇彩印务有限责任公司	
开　　本	710mm×1000mm　1/16　印张　6　字数　106 千字	
版次印次	2015 年 8 月第 1 版　　2017 年 7 月第 3 次印刷	
书　　号	ISBN 978 - 7 - 5605 - 5419 - 8	
定　　价	11.80 元	

读者购书、书店添货、如发现印装质量问题,请与本社营销中心联系、调换。
订购热线:(029)82665248　(029)82665249
投稿热线:(029)82668133
读者信箱:xj_rwjg@126.com

编写委员会

主　审：高　路

主　编：梁志静

副主编：周哲人

编委会成员（按姓氏笔画排序）：

巨安丽　刘卫东　刘晓卫　何昌谋　李晓霞　汪覆鸣

陈　炜　周哲人　宫　芳　段培真　赵旭升　贾应应

贾腊江　郭党社　高　路　崔广志　梁志静　梁明哲

穆沛红

序 PREFACE

  自 1981 年世界上首次出现 5 例艾滋病的报告以来，短短的 34 年间，艾滋病以惊人的速度蔓延到了全球每个角落，已夺走数以千万计人的生命，艾滋病的流行及其所产生的社会经济危害，已经成为许多国家严重的社会问题。在我国也不例外，自 1985 年报告首例艾滋病，疫情呈逐渐蔓延趋势，不仅波及全国各省、自治区、直辖市，而且疫情逐年上升。中国疾病预防控制中心疫情报告显示，截至 2015 年 1 月 31 日，我国现存活艾滋病病毒感染者/艾滋病患者 50.8864 万例，死亡 16.0288 万例。其中 2014 年新报告感染者和患者 10.4 万例，较 2013 年增加 14.8%。此外，艾滋病正从高危人群向一般人群扩散，其中经性传播比例逐年增高，2014 年我国新发现病例中性传播比例已上升到 92.2%。

  同时，青年学生感染艾滋病人数日渐增加。2014 年我国 15～24 岁青年感染者和患者 1.5 万例，比 2013 年同期增加 20.1%，其中学生病例 2552 例，较 2013 年同期增长 58.8%。需特别注意的是艾滋病在青年学生中传播的情况。2013 年，全国报告学生发现感染者超过百人的有 5 个省份，但 2014 年报告学生感染者超过百例的已经达到 13 个省份，青年感染艾滋病的问题是中国防治艾滋病的重中之重。

  教育部高度重视学校预防艾滋病教育工作，按照党中央、国务院相关文件的精神和统一部署，单独或与卫生部联合下发了多个文件，进一步认真落实国家现行艾滋病防治政策以及学校预防艾滋病教育的相关要求，确保预防艾滋病教育在各级各类学校全面、深入有效地开展。2011 年 5 月教育部、卫生部联合下发《关于进一步加强学校预防艾滋病教育工作的意见》，针对新时期学校预防艾滋病的新情况，进一步明确了教育、卫生部门的职责，对建立共同推进学校预防艾滋病教育工作机制、做好新时期学校预防艾滋病教育工作提出了明确的要求；2015 年 3 月教育部下发《关于开展〈中国遏制与防治艾滋病"十二五"行动计划〉学校预防艾滋病教育终期评估的通知》，对开展学校预防艾滋病教育终期评估进行了专门部署。

  陕西省教育厅在 2015 年 2 月与卫计委联合制定下发了《陕西省学校艾滋病防

治知识宣传教育全覆盖工作方案(2015版)》,文件要求学校开设艾滋病防治知识课程,每学年不低于 4 个学时,实现青年学生艾滋病综合防治知识知晓率达到100％。并于 2015 年 4 月针对陕西省所有普通中学、中等职业学校、普通高等学校开展了《中国遏制与防治艾滋病"十二五"行动计划》学校预防艾滋病教育终期评估工作。

艾滋病流行与人的行为、心理因素、社会环境等诸多因素密切相关。至今世界上还没有防治艾滋病的有效疫苗和治愈药物,防治艾滋病重在预防。学校是开展预防艾滋病教育的重要场所,是向青少年传授预防艾滋病知识和技能的有效途径,加强学校预防艾滋病教育意义重大。

编者参考近几年来国内外有关艾滋病基础和临床研究的最新文献,以及我国高等学校艾滋病的流行概况,将青年学生预防艾滋病知识、性健康知识和性道德观教育等编写成高校防治艾滋病教育的宣教读本,以满足我国高等教育的发展和目前在校学生接受防治艾滋病教育的需求。

本书既可作为我国各类学校学生的卫生科普读本及教材,亦可以作为卫生防疫部门、医务工作者进行预防艾滋病宣传教育的参考书。

陕西省教育厅体育卫生与艺术教育处

2015 年 6 月

目录 CONTENTS

第1章 绪 论

1.1 艾滋病的起源和传播

艾滋病,全称是"获得性免疫缺陷综合征"(acquired immunodeficiency syndrome,AIDS)。它是由艾滋病病毒即人类免疫缺陷病毒(human immunodeficiency virus,HIV)引起的一种病死率极高的恶性传染病。HIV 侵入人体,能破坏人体的免疫系统,令感染者逐渐丧失对各种疾病的抵抗能力,最后导致死亡。由于艾滋病与人们自身的行为关系密切,所以它也是一种"行为病"。目前还没有疫苗可以预防 AIDS,也没有治愈这种疾病的有效药物或方法,因此它是当前最棘手的医学难题之一。

自从 1981 年人类首次发现艾滋病以来,科学家们一直在试图解开艾滋病起源之谜。虽然众说纷纭,其中不乏合理的猜测和有科学根据的推论,但还没有哪一种观点能够得到科学家们的公认。

人类对艾滋病起源的探索并不只是为了满足自己的好奇心,其中还有更深层次的社会、科学以及伦理道德方面的原因。揭开艾滋病起源之谜将会为那些早期的艾滋病受害者洗脱不白之冤,因为他们被认为是传播艾滋病的罪魁祸首而受到了歧视。深入了解艾滋病的起源以及它的传播过程,可以使人类避免类似的悲剧再次发生,它对于人类早日发现治愈艾滋病的药物、研制有效的预防疫苗、采取有效的措施控制艾滋病的流行都具有十分重要的意义。

关于 HIV 的来源有很多种说法,归纳起来主要有三类,即所谓的自然学说、医源学说和人为学说。自然学说认为,HIV 是由病毒自然演变而产生的,因偶然的机会感染了人类。其中比较流行的观点是 HIV 来源于非洲的黑猩猩。医源学说认为,人类在生产小儿麻痹疫苗时,使用了被 HIV 或类似 HIV 污染的黑猩猩的器官组织,人在疫苗接种时被感染。人为学说的观点不够统一。有人认为 HIV 是基因工程带来的灾难,还有人认为 HIV 是生物武器或某些人企图进行种族灭绝、建立"世界新秩序"的产物。

从目前的研究成果来看,前两种说法有一些根据但尚存争论,后一种说法则缺乏直接的证据。

那么艾滋病的传播是由于医源性感染造成的吗?

1999 年,美国新闻记者爱德华·胡珀出版了一本名为《河流》的书籍。在这本书中,爱德华·胡珀向人们披露了 40 多年以前艾滋病是如何通过接种小儿麻痹疫苗开始在人类中传播的。

20 世纪 50 年代末期,位于美国费城的威斯塔研究所曾经使用黑猩猩的肾脏生产了几批小儿麻痹疫苗。在 1957 年至 1961 年之间,这些疫苗被用于预防接种。据估计,大约有 100 万非洲人接受了接种。爱德华·胡珀断言,艾滋病就是从此开始在人类中传播的。

但是,爱德华·胡珀的断言遭到了一些科学家的驳斥。两位曾在威斯塔研究所从事过非洲疫苗试验的科学家否认他们在生产疫苗的过程中使用过黑猩猩的器官组织。

2000 年 2 月威斯塔研究所宣布,称其找到了当年生产的疫苗样本。接着,该研究所请英国、法国、德国的同行对样本进行了分析。结果,没有发现任何黑猩猩或是 HIV 的踪迹。在随后进行的第二次分析中,研究人员在样本中发现了短尾猴的肾脏细胞。但是短尾猴并不能被 SIV(猴免疫缺陷病毒)或 HIV 感染。

2006 年 5 月 26 日美国《科学》杂志等多家媒体报道:在首个艾滋病病例出现 25 年后,科学家已证实导致艾滋病的 HIV 事实上起源于喀麦隆的黑猩猩。

来自多个国家的科学家在非洲茂密的热带雨林中开展了长期艰苦的工作。他们通过各种办法搜集了大量新鲜的黑猩猩粪便,最终在分析了超过 1300 份样品后得出上述结论。

由于黑猩猩在野外往往群居于不同的地域,通过研究这种动物的粪便中的抗体和基因成分,科研人员能够找到每一头携带艾滋病病毒的黑猩猩。调查结果发现,有些黑猩猩种群的艾滋病病毒感染率高达 35％,也有些黑猩猩种群根本没有携带艾滋病病毒。最终,科学家得出结论,感染艾滋病病毒的黑猩猩生活在喀麦隆南部地区,这些动物的基因表明它们有"共同祖先"。

随着对艾滋病病毒研究的不断深入,人们在不同的灵长类动物身上分离到类似于 HIV 的猴免疫缺陷病毒(simian immunodeficiency virus,SIV)。SIV 同 HIV 在基因大小和组成上基本相同,但是 SIV 在其自然宿主猴体内并不引起任何疾病。可是,当把从自然宿主体内分离到的 SIV 接种到非自然宿主猴时,将会导致类似于人类的免疫缺陷综合征症状。例如,将从佛罗里达长尾猴分离得到的 SIV 接种到恒河猴时,经过一段临床潜伏期后,恒河猴会出现类似艾滋病的临床症状,如腹泻、体重下降、CD4 和 CD8 细胞比例失调等。人们还发现在野生的非洲绿猴体内分离到的病毒相互间的遗传变异非常大,并且这一变异与不同种属猴的进化关系相一致,提示猴免疫缺陷病毒已在猴体内共同进化了相当长的时间。所有这些研究都提示人类的艾滋病病毒可能是通过不同种属间交叉传播的形式从灵长类传播到人。

科学家们仍未能弄清楚 SIV 是如何从灵长类传播给人类的。大多数科学家认为,很可能是喀麦隆农村有人被感染病毒的黑猩猩咬了一口,或是在宰杀黑猩猩时,不慎感染病毒。于是 SIV 在人体内变异,演化成 HIV 并传染给他人。最重要的是,这种病毒对人类来说明显更致命,而黑猩猩感染 SIV 一般没有什么大碍。

2015 年多国科学家陆续研究报道,艾滋病病毒已知的 4 种病株均来自喀麦隆的黑猩猩及大猩猩,是人类首次完全确定艾滋病病毒毒株的所有源头。已知艾滋病病毒毒株共有 4 种,分别是 M 型、N 型、O 型、P 型,每种各有不同源头,其中传播最广的 M 型和 N 型早已证实来自黑猩猩,但较罕见的 O 型和 P 型则一直未能证实源头。研究员透过分析喀麦隆及邻近地区的黑猩猩及大猩猩基因资料,终于证实 O 型和 P 型均是来自于喀麦隆西南部的大猩猩。全球至今只有两宗 P 型病例,O 型亦只有 10 万人,主要集中在中西非。

艾滋病最初起源于非洲,后由移民带入美国。1981 年 6 月 5 日,美国亚特兰大疾病控制中心在《发病率与死亡率周刊》杂志简要介绍了 5 例艾滋病患者的病史,这是世界上第一次有关艾滋病的正式记载。1982 年,这种疾病被命名为艾滋病。不久以后,艾滋病迅速蔓延到各大洲。1985 年 6 月 6 日,北京协和医院收治了一名美籍阿根廷游客,患者病情危重,收治住院后救治无效死亡,经查,其病因为艾滋病,这是我国国内报道发现的首例艾滋病患者,表明艾滋病已经传入中国,从而引起了我国政府和社会各界的关注。

艾滋病在世界范围内的传播越来越迅猛,严重威胁着人类的健康和社会的发展,成为威胁人们健康的第四大杀手,已引起世界卫生组织及各国政府的高度重视。虽然全世界众多医学研究人员付出了巨大的努力,但至今尚未研制出根治艾滋病的特效药物,也没有可用于预防的有效疫苗。目前,这种病死率几乎高达 100% 的超级癌症已被我国列入乙类法定传染病,并被列为国境卫生监测传染病之一。因此,我们把其称为超级绝症。

1.2 艾滋病在全球的流行状况

自 1981 年 6 月美国首次确认艾滋病以来,艾滋病病毒在全球范围内的传播速度惊人。34 年间全球累计有 6290 万人感染艾滋病病毒,其中 2600 万人死亡。据联合国艾滋病规划署报告,截至 2014 年年底,全球存活的艾滋病病毒感染者和患者 3690 万人,当年新增艾滋病病毒感染者 200 万人,艾滋病相关死亡 120 万人。

多年来,国际社会为防治艾滋病作出了积极努力,防治工作也有所进展,但艾滋病在全球范围内的传播并未得到有效控制。撒哈拉沙漠以南地区仍然是艾滋病感染最严重的地区,感染率超过 25%,该地区 9 个国家的人群平均寿命甚至低于 40 年前。该地区艾滋病不仅在毒品使用者、色情从业者等高危人群中蔓延,还已扩散到普通人群中。拥有众多人口的亚洲目前正处于控制艾滋病蔓延的关键时刻。一方面,大部分亚洲国家艾滋病病毒携带者人数不到总人口的 1%,另一方面,该地区已成为疾病传播最快的地区之一。目前全球四分之一的新增病例出现在亚洲。此外,在中东、北非和东欧等地区,也没有迹象显示疾病蔓延有所减缓。在欧美等高收入发达国家,随着抗逆转录病毒疗法的普及,艾滋病死亡率已大为下降。但因为一些人放松警惕,参与吸毒、色情交易、同性性交等高危行为,许多发达国家的新增感染患者人数又呈现反弹趋势。在加勒比海地区,艾滋病已经成为 15 岁至 44 岁年龄段人群的主要死因;在北美地区,女性感染人数在不断上升。

1.3　艾滋病在中国的流行状况

亚洲的 AIDS 疫情集中在特定行为的人群中,但国家之间以及国家内部 HIV 流行的类型、时间和地域广度仍存在较大的差异,特别是在中国。

中国的 AIDS 流行趋势究竟如何?来自澳大利亚新南威尔士大学的 Lei Zhang 博士和中国疾病预防控制中心的吴尊友教授进行了对比研究,并将研究结果在线发表在 2013 年 10 月的《柳叶刀感染性疾病杂志》上。该研究通过数据源、区域、人群组和时间段系统分析 AIDS 流行趋势,从而剖析了中国 AIDS 疫情的复杂性。研究基于官方的监测哨点和独立研究数据,第一次全面概述了全国省级水平的 AIDS 流行趋势。中国的 AIDS 流行仍然集中在注射吸毒者、性工作者、男男性行为者中。中国西南地区 AIDS 流行率特别高。男男性行为已明显成为 HIV 传播的主要途径。目前,AIDS 的流行正处于一个过渡阶段,以男男性行为导致 HIV 传播快速激增为标志。官方监测哨点的数据与众多的独立研究相类似,提示监测哨点足以评估在中国 HIV 传播的程度和模式。在过去 10 年间,中国的 AIDS 预防和控制已经取得了稳步推进。然而,鉴于 HIV 已传播到西南、西北以外新的地区,挑战依然存在。

国家卫计委疫情报告显示,截至 2015 年 1 月 31 日,全国报告现存活艾滋病病毒(HIV)感染者/AIDS 患者 50.8864 万例,死亡 16.0288 万例。其中 2014 年新报告感染者和患者 10.4 万例,较 2013 年增加 14.8%,疫情总体上继续控制在低流行水平。

在我国,AIDS 经性途径传播已成为主要的传播途径,2014 年我国新发现病例中性传播比例已上升到 92.2%(其中经异性传播比例为 66.4%、经同性传播为 25.8%)、经静脉注射吸毒传播和经母婴传播的比例分别为 5.6% 和 0.7%。2014 年,在我国新报告感染者和患者数增加的同时,抗病毒治疗病例新增 8.5 万例,较 2013 年增加 21.2%。

目前我国艾滋病疫情呈现四个特点:第一,全国疫情整体保持低流行状态,但部分地区流行程度较高(云南、广西、河南、四川、新疆、广东);第二,经静脉注射吸毒和经母婴传播降至较低水平,经性传播成为主要传播途径,男男同性传播构成比上升明显;第三,各地流行模式存在差异,感染人群多样化(男男性行为人群艾滋病感染人数迅速增加,青年学生感染者逐年增多,50 岁及以上老年感染者增加较快,流动女性性工作者 HIV 感染率较高）；第四，检测人次数和感染者及患者人数同步上升，存活的感染者和患者人数明显增多，发病人数增加。总体特点为全国低流行与局部地区和特定人群中的高流行并存。

1.4 艾滋病的危害和防治

艾滋病对个人、家庭、社会等多方面所带来的危害是不容忽视的。

1.4.1 艾滋病对个人的危害

从生理上讲，人一旦感染了艾滋病病毒，机体的免疫系统会逐步丧失，健康状况就会迅速恶化，导致感染各种疾病和肿瘤，给患者的身体带来极大的伤害。从心理、社会上讲，当 HIV 感染者得知自己感染了艾滋病病毒后，无异于听到"死刑"的宣判，心理上会产生巨大的精神压力。此时易出现自伤、自残和自杀的阶段表现。加之，社会上一些人对艾滋病的无知，使他们在个人工作、学习、就医、恋爱和婚姻等方面容易受到歧视。如果在生活陷入困境的同时备受社会歧视，病情将加速发展。身体上的痛苦、心理上的绝望和外界的巨大压力使他们沉浸于极度悲观、失望之中，从而大大降低了生活质量。

一名来自武汉某大学的女大学生，在大二期间因为与一名留学生发生了性关系而成为艾滋病病毒携带者。她的男友后来因为艾滋病死亡，她身边的朋友和同学都离她而去，甚至连她的父母也不认她这个女儿，她的生活一夜之间改变。在巨大的舆论压力之下，她退学来到一个陌生的城市，靠零散的打工维持生计，疾病带来的死亡恐惧和无比的悔恨是她现在生活的真实写照。

1.4.2 艾滋病对家庭的危害

艾滋病对家庭的危害是多方面的：

（1）感染者的家庭成员一方面要背负沉重的精神和心理负担，被周围人群歧视和疏远，有的甚至影响家属的生活和工作权利；另一方面，艾滋病患者易导致性伴侣被感染，由于存在体液交换的危险，加之缺乏保护性措施，夫妻中只要一人感染HIV，对方被感染的可能性很大。这些增加了家庭不和甚至破裂的可能性。

（2）加重了家庭经济负担。大多数感染者和患者以及他们的家属受到失去工作、收入减少和无力承担巨额医药费的影响。因为大多数艾滋病病毒感染者和艾滋病患者正值 20～45 岁的青壮年时期，是家庭收入的主要承担者，他们本身不能工作，又需要支付高额的医药费用，致使家庭债台高筑。在国家颁布"四免一关怀"政策前，艾滋病患者平均每年用于对症治疗的医药费用为 17518 元，如果患者需进行抗病毒治疗，费用将更高，而约 75.5% 的患者需要自费，这样，整个家庭难免陷入贫困潦倒的境地。目前，尽管国家已经普及了免费的抗病毒治疗，各地也出台了针对抗机会性感染治疗的减免政策,但艾滋病病毒感染者家庭收入明显低于非感染者家庭,同时还需要承担交通、检测和住院接受机会性感染治疗的大部分费用,一旦病情恶化,医疗支出可能还会进一步增加,这将给家庭造成沉重打击。

(3)艾滋病患者遗孤问题。随着我国艾滋病病毒感染者和艾滋病患者的数量快速增加,艾滋病孤儿人数也在迅猛上升。1990年我国的艾滋病孤儿不到100人,到2010年我国艾滋病孤儿的总数超过48万,占孤儿总数的3.9%。有艾滋病患者的家庭,其结局一般都是留下孤儿无人抚养,或留下父母无人赡养。艾滋病使千千万万的儿童沦为孤儿,他们不仅要承受失去亲人的痛苦,还面临着受人歧视、失学、营养不良以及生活负担过重等问题。老人由于失去成人子女的赡养而倍感孤独,可能会经历极度贫困和与世隔绝的生活。

1.4.3　艾滋病对社会的危害

艾滋病对社会的危害体现在以下几方面:

1. 影响社会经济的发展速度

大多数艾滋病患者及艾滋病病毒感染者为青壮年。青壮年是促进社会生产力发展的劳动者、家庭生活经济来源的提供者、国家主权与安全的保卫者。艾滋病的蔓延使国家丧失大批创造财富的劳动力,导致贫困人口增加,加大了贫富差距。另外,用于防治艾滋病的费用也成为国家财政负担,影响全民生活水平甚至加剧社会的贫困化。美国是发达国家的代表,该国每名艾滋病病毒感染者每年的医药费开支平均为5万到6万美元,而接受抗病毒药物治疗的患者年均医疗费在10万美元以上,仅为他们的医疗提供补助一项就耗费了全美国近一半州的卫生财政预算的50%以上。艾滋病患者遗留的孤儿寡者,必然转嫁给社会,给社会带来沉重的压力。部分艾滋病流行严重的国家,经济发展非常缓慢,甚至出现经济倒退。据估计,当艾滋病病毒的人群感染率达到8%时(13个非洲国家已达到这个比率),每年对经济增长的影响为1%。有研究根据国际上权威的疾病负担指标——伤残调整生命年(disability adjusted of life years,DALY)估算,认为2006年到2010年,我国因艾滋病损失的人力资本总额高达3540.7亿元,假设在艾滋病低流行和高流行两种极端条件下,从2001年到2010年的10年间,我国的GDP(即国内生产总值)比没有出现艾滋病问题的情况下,分别减少了76亿和400亿。

2. 增加社会不安定因素

由于人们对艾滋病的恐惧,各种关于艾滋病的谣传会严重影响社会的稳定,导致人们产生不安全感。同时,人们对艾滋病患者的歧视和不公正对待将许多艾滋病患者及感染者推向社会,引起他们对社会的不满,产生报复心理,使社会犯罪率升高,社会秩序和稳定遭到破坏。比如,在我国一些城市,某些不法分子利用人们对艾滋病的恐慌心理,自称是"艾滋病患者",使用"扎针"来抢劫,扰乱了社会秩序,增加了社会不安定因素。

由此可见,艾滋病的问题不仅仅局限于公共卫生领域,如果处理不好,还将影响社会的稳定,甚至会给国家的形象造成损害。

目前艾滋病在全世界,特别是在发展中国家迅速蔓延,我国艾滋病流行已进入快速增长期。如不能及时、有效地控制艾滋病的流行,将会对我国的社会、经济发展造成严重影响。建立政府领导、多部门合作和全社会共同参与的艾滋病预防与控制体系,形成有利于艾滋病防治的社会环境是控制艾滋病流行的重要成功经验。

我国预防控制艾滋病的策略是预防和宣传教育为主、动员全社会参与、实行综合治理。宣传教育和改变危险行为的艾滋病预防措施已被证明是有效的。每个人都有权且必须懂得预防艾滋病的基本知识,避免危险行为,加强自我保护,人人都应该把懂得的艾滋病知识告诉其他人。向青少年宣传预防艾滋病、性病的知识,开展学校性教育,保护青少年免受艾滋病、性病的危害,是每个家庭、每个学校、每个社区和全社会的共同责任。艾滋病是我们人类共同的敌人,消灭艾滋病需要全社会的共同努力,需要培养预防艾滋病的社会责任感,从"我"做起。

1.5　我国艾滋病防治的政策法规

艾滋病是我国重点控制的重大传染病,自 1985 年首次报告艾滋病病例以来,在短短 30 年内,艾滋病的流行大致经历了四个阶段,即传入期(1985—1988 年)、播散期(1989—1994 年)、增长期与局部地区快速增长期(1995—2000 年)、持续增长与局部地区集中发病期(2001 年以来)。目前,疫情逐步从高危人群向一般人群蔓延,防治工作处于关键时期,防治艾滋病关系到经济发展、社会稳定、国家安全和民族兴衰,是一项长期、艰巨的任务。

我国党和政府历来十分重视艾滋病防治工作,在认真借鉴国外艾滋病防治经验的基础上,结合本国国情和实践,提出了"预防为主,防治结合,综合治理"的基本策略。为适应艾滋病流行形势的变化以及防治工作的需要,建立健全了艾滋病防治组织机构,针对艾滋病流行的不同时期及时制定、调整和完善了相关政策法规和策略,初步建立了一套适合中国国情的艾滋病防治机制。

(1)1987 年 12 月 26 日经国务院批准,1988 年 1 月 14 日由卫生部、外交部、公安部、原国家教育委员会、国家旅游局、原中国民用航空局、国家外国专家局发布了《艾滋病监测管理的若干规定》。这是我国第一个关于艾滋病防控的政策性文件,首次以法规的形式明确了艾滋病监测管理的对象。同时规定,各级卫生行政部门主管辖区内的艾滋病监测管理工作,公安、外事、海关、旅游、教育、航空、铁路、交通等有关部门应协助卫生行政部门采取措施,防止艾滋病传播,并确定了各省、自治区、直辖市卫生行政部门,应组织开展艾滋病监测工作并确定了监测工作的主要内容,对艾滋病预防控制工作起到了重要的推动作用。随着 2006 年 3 月 1 日《艾滋病防治条例》的施行,《艾滋病监测管理的若干规定》同时废止。

（2）2004 年 8 月 28 日第十届全国人民代表大会常务委员会第十一次会议修订了《中华人民共和国传染病防治法》,以第 17 号中华人民共和国主席令发布,自 2004 年 12 月 1 日起施行。该法第三条规定艾滋病为乙类传染病,取消了原来按甲类传染病处理的规定;第二十四条规定:"各级人民政府应当加强艾滋病的防治工作,采取预防、控制措施,防止艾滋病的传播,具体办法由国务院制定。"这一时期,我国艾滋病防治地方法规、规章也相继问世,标志着依法进行艾滋病防治的法律环境初步形成,为进一步完善艾滋病防治法规和政策奠定了基础。

（3）由于艾滋病防治工作涉及禁毒等社会环境综合整治、特殊人群不良行为的改变等多方面因素,比较特殊和复杂,《中华人民共和国传染病防治法》不能完全解决艾滋病防治的问题。因此,《中华人民共和国传染病防治法》第二十四条规定了防止艾滋病传播的具体办法由国务院制定。2006 年 1 月 29 日,时任国务院总理温家宝签署第 457 号国务院令,公布了《艾滋病防治条例》,自 2006 年 3 月 1 日起施行。《艾滋病防治条例》共有七章六十四条,分为总则、宣传教育、预防与控制、治疗与救助、保障措施、法律责任、附则等七部分。以前我国一直没有一部较完整的预防控制艾滋病的专门法律法规来全面规范艾滋病的防治工作,该条例的颁布实施,为我国全面开展艾滋病防治工作,落实艾滋病防治各项策略措施奠定了法律基础。

①《艾滋病防治条例》规定了政府及其有关部门、工会、共青团、妇联等团体,以及居民委员会、村民委员会、其他有关组织和个人在艾滋病防治工作中的职责和义务。

一是明确各级人民政府在艾滋病防治工作中的主要职责,规定:政府对艾滋病防治工作实行统一领导,建立健全艾滋病防治工作协调机制和工作责任制;采取措施,鼓励和支持居民委员会、村民委员会、团体、其他有关组织和个人依照该条例规定,以及国家艾滋病防治规划和艾滋病防治行动计划的要求,开展艾滋病防治工作;组织开展艾滋病防治的宣传教育;对艾滋病病毒感染者、艾滋病患者及其家属采取关怀和救助措施;提倡健康文明的生活方式,营造良好的艾滋病防治的社会环境,为艾滋病防治工作提供经费保障。二是明确县级以上人民政府各有关部门开展艾滋病防治工作的职责,规定:各有关部门依照职责分工,开展艾滋病防治的宣传教育、行为干预以及预防控制等工作,建立互相配合的工作机制。三是规定工会、共青团、妇联、红十字会等团体以及其他有关组织和个人,在国家的鼓励和支持下,开展相关的艾滋病防治工作。四是充分发挥居民委员会、村民委员会在艾滋病防治工作中的作用,规定:居民委员会、村民委员会应当协助地方人民政府做好艾滋病防治工作;各级人民政府应当鼓励和支持居民委员会、村民委员会开展艾滋病防治工作。

②《艾滋病防治条例》对艾滋病病毒感染者和艾滋病患者的权利和义务作了明确规定。

一是明确艾滋病病毒感染者、艾滋病患者及其家属享有的权利,规定:任何单位和个人不得歧视艾滋病病毒感染者、艾滋病患者及其家属;艾滋病病毒感染者、艾滋病患者及其家属享有的婚姻、就业、就医、入学等合法权益受法律保护;未经本人或者其监护人同意,任何单位和个人不得公开艾滋病病毒感染者、艾滋病患者及其家属的有关信息;医疗机构不得因就诊的患者是艾滋病病毒感染者或者艾滋病患者,推诿或者拒绝对其所患的其他疾病进行治疗;国家实行艾滋病自愿咨询和检测制度。县级以上地方人民政府卫生主管部门指定的医疗卫生机构,应当按照国家有关规定,为自愿接受艾滋病咨询、检测的人员免费提供咨询和初筛检测。二是规定了艾滋病病毒感染者和艾滋病患者应当履行的相应义务:艾滋病病毒感染者和艾滋病患者应当接受疾病预防控制机构或者出入境检验检疫机构的流行病学调查和指导,将其感染或者发病的事实及时告知与其有性关系者;就医时,将其感染或者发病的事实如实告知接诊医生;采取必要的防护措施,防止感染他人;不得以任何方式故意传播艾滋病。艾滋病病毒感染者或者艾滋病患者故意传播艾滋病的,依法承担民事赔偿责任;构成犯罪的,依法追究刑事责任。

③《艾滋病防治条例》设专章规定了艾滋病防治的宣传教育制度。

一是强调对公众的普及性宣传教育。二是加强对学生、育龄人群、进城务工人员、妇女等重点人群有关艾滋病防治的宣传教育。要求县级以上人民政府教育主管部门应当指导督促高等院校、中等职业学校和普通中学将艾滋病防治知识纳入有关课程,开展有关课外教育活动,高等院校、中等职业学校和普通中学应当组织教职工和学生学习艾滋病的防治知识。三是加强对有易感染艾滋病病毒危险行为的人群的咨询、指导和宣传教育。

④《艾滋病防治条例》在开展行为干预、加强对医疗行为以及血液制品的管理方面作出了相应规定。

一是建立健全艾滋病监测制度;二是鼓励和支持居民委员会、村民委员会以及其他有关组织和个人对有易感染艾滋病病毒危险行为的人群实施行为干预措施;三是将推广使用安全套、推进对吸毒成瘾者的药物维持治疗等干预措施作为制度予以明确;四是强调医疗卫生机构和出入境检验检疫机构应当加强对医疗、检测行为的规范化管理,防止发生艾滋病的医院感染和医源性感染;五是与《中华人民共和国献血法》《血液制品管理条例》相衔接,严格规范血站、单采血浆站、血液制品生产单位的采供血行为和生产行为,保证血液、血浆和血液制品的安全;六是加强对采集或者使用人体组织、器官、细胞、骨髓等行为的管理。

⑤《艾滋病防治条例》设专章规定了艾滋病防治的财政支持措施。

一是县级以上人民政府应将艾滋病防治工作纳入国民经济和社会发展规划,

加强和完善艾滋病预防、检测、控制、治疗和救助服务网络的建设,建立健全艾滋病防治专业队伍。二是县级以上地方人民政府按照本级政府职责,负责艾滋病预防、控制、监督工作所需经费。国务院卫生主管部门会同国务院其他有关部门,根据艾滋病流行趋势,确定全国与艾滋病防治相关的宣传、培训、监测、检测、流行病学调查、医疗救治、应急处置以及监督检查等项目。中央财政对在艾滋病流行严重地区和贫困地区实施的艾滋病防治重大项目给予补助。省、自治区、直辖市人民政府根据本行政区域的艾滋病防治工作需要和艾滋病流行趋势,确定与艾滋病防治相关的项目,并保障项目的实施经费。三是地方各级人民政府应当制定扶持措施,对有关组织和个人开展艾滋病防治活动提供必要的资金支持和便利条件。有关组织和个人参与艾滋病防治公益事业,依法享受税收优惠。

另外,党中央、国务院还出台了一系列的政策文件和规划,如《国务院关于印发〈中国预防与控制艾滋病中长期规划〉(1998—2010 年)的通知》(1998 年)、《国务院关于切实加强艾滋病防治工作的通知》(2004 年)、《国务院办公厅关于印发〈中国遏制与防治艾滋病行动计划〉(2006—2010 年)的通知》(2006 年)、《国务院关于进一步加强艾滋病防治工作的通知》(2010 年)、《国务院办公厅关于印发〈中国遏制与防治艾滋病"十二五"行动计划〉的通知》(2012 年)等。

学校是开展预防艾滋病教育的重要场所,是向青少年传授预防艾滋病知识和技能的有效途径,加强学校预防艾滋病教育意义重大。党中央、国务院对教育部门和学校开展预防艾滋病教育提出了明确的要求,特别是《中国遏制与防治艾滋病"十二五" 行动计划》,要求青少年艾滋病综合防治知识(包括艾滋病、性病、丙肝防治知识和无偿献血知识)知晓率达到 90%。要求教育、卫生、人力资源社会保障部门要建立预防艾滋病宣传教育工作机制,在医学院校、师范院校相关课程中加入艾滋病综合防治知识教育内容,在初中及以上学校开展艾滋病综合防治知识专题教育,加强师资队伍建设,保证课时和教学效果。充分发挥学校社团、互联网、学生刊物等平台的作用,鼓励青少年主动参与宣传教育活动,并将落实艾滋病综合防治知识和技能等相关教育作为学校年度考核的内容之一。

教育部高度重视学校预防艾滋病教育工作,按照党中央、国务院相关文件的精神和统一部署,单独或与卫生部联合下发了多个文件,要求各级教育、卫生行政部门一定要从保障学校师生员工身体健康和生命安全以及维护国家稳定和发展的大局出发,本着对青少年高度负责的态度,进一步增强责任意识,继续认真落实国家现行艾滋病防治政策以及学校预防艾滋病教育的相关要求,确保预防艾滋病教育在初中以上各级各类学校全面、深入有效地开展。

2001 年教育部下发《关于贯彻落实〈中国遏制与防治艾滋病行动计划〉(2001—2005 年)的意见》,要求普通中学、中等职业学校和普通高等学校要将艾滋病、性病预防知识纳入学校教学计划。要充分运用青少年学生喜闻乐见的形式,开展多种多样的预防艾滋病课外宣传教育活动。

为规范学校预防艾滋病教育工作,2002年教育部、卫生部联合下发《关于加强学校预防艾滋病健康教育工作的通知》,要求从2002年秋季起,逐步在所有普通中学、中等职业学校、高等学校全面开展预防艾滋病教育,明确了初中、高中及大学不同学段开展预防艾滋病教育的基本要求和基本内容。2003年教育部办公厅印发了《中学生预防艾滋病专题教育大纲》,进一步明确了中学阶段预防艾滋病教育的课时安排和教学内容。

2004年6月28日教育部下发《关于贯彻落实〈国务院关于切实加强艾滋病防治工作的通知〉的意见》,要求进一步部署学校预防艾滋病教育工作,狠抓落实,确保学校预防艾滋病教育在各级各类大、中学校全面深入开展;要求切实将预防艾滋病教育工作纳入学校教育教学计划,开设相应的课程。

2007年5月25日卫生部与教育部联合下发了《青少年预防艾滋病基本知识》,为规范艾滋病师资培训、指导青少年预防艾滋病教育教学活动、制订评估与督导方案、研发艾滋病教育题库等提供了有效的支持,为青少年科学准确掌握艾滋病防治知识提供了实用教材。

2011年5月11日教育部、卫生部联合下发《关于进一步加强学校预防艾滋病教育工作的意见》。文中强调:一要提高认识,深入开展学校预防艾滋病教育工作;二要明确职责,建立推进学校预防艾滋病教育工作机制,各地教育、卫生部门要将学校预防艾滋病教育纳入本部门日常工作,在地方政府及艾滋病预防控制工作委员会的领导下,加强沟通,密切配合,建立推进学校预防艾滋病教育工作机制,共同做好学校预防艾滋病教育工作;三要明确任务,保障学校预防艾滋病教育教学工作;四要分类指导,加大推进高等学校及中等职业学校预防艾滋病教育工作;五要加强能力建设,提高学校预防艾滋病教育效果;六要加强权益保护,保证受艾滋病影响儿童接受学校教育;七要加强督促检查,增强开展学校预防艾滋病教育的执行力。

2015年3月教育部下发《关于开展〈中国遏制与防治艾滋病"十二五"行动计划〉学校预防艾滋病教育终期评估的通知》,对开展学校预防艾滋病教育终期评估进行了专门部署。

第 2 章　高等学校预防艾滋病教育

2.1　艾滋病在中国高校的流行情况

据中国疾病预防控制中心性病艾滋病防治中心报告,现阶段我国艾滋病病毒感染者越来越呈现低龄化的趋势,青年学生已经成为 HIV 感染高发人群,截至 2014 年年底,累计报告青年学生病例 7912 例,2014 年新报告病例 2552 例,较 2013 年增长 58.8%,新报告感染者中 15～24 岁的学生人数在逐年增加(见图 2-1)。2014 年新报告的青年学生中 HIV 感染者主要为大中专院校学生(77.2%),男生为主,男女性别比为 41.5∶1(见图 2-2 和图 2-3)。2013 年全国报告学生当中发现艾滋病感染者超过百人的省份只有 5 个,2014 年全国就有 13 个省份报告学生感染者超过百人。青年学生病例中以男男性行为感染为主,2014 年占 81.6%,异性传播所占比例约为 17%左右(见图 2-4)。

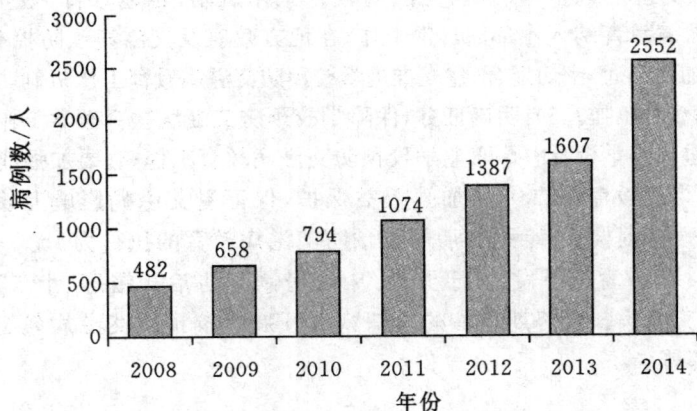

图 2-1　我国 2008—2014 年报告 15～24 岁青年学生 HIV/AIDS 病例数

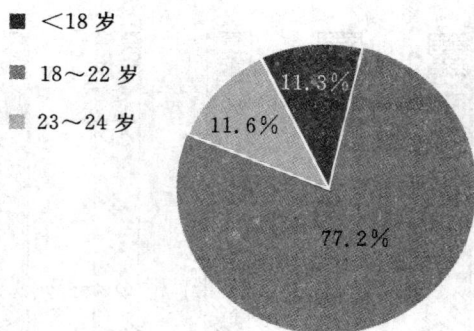

图 2 - 2 2014 年新报告青年学生病例的年龄分布

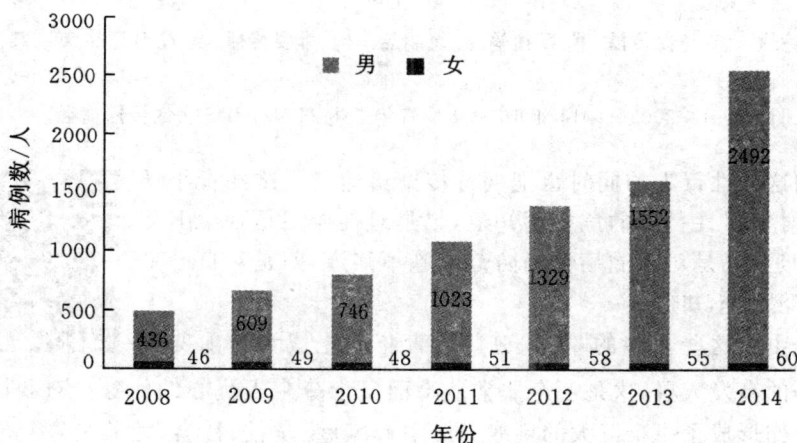

图 2 - 3 2008—2014 年报告不同性别的青年学生 HIV/AIDS 病例

　　进入青春期的少男少女都会产生正常的生理躁动、好奇,有性体验的欲望。但这个时期是禁欲期,因为对性懵懵懂懂和迷迷糊糊,不懂得自我保护,偷尝禁果充满危险。一项调查显示,60%的受访大学生表示接受婚前性行为,这与目前过度开放的性观念与性道德教育缺失有关。无知、无畏加好奇,让性成为青年学生感染艾滋病的重要渠道。

　　调查发现,大学一年级是事故易发期,学生感染者也并非大家印象中的"坏孩子"。在经历了紧张的高中学习,高考后上了大学,他们的精神放松了,娱乐、享受多彩的生活变成了可能。有人会因为好玩、好奇,在搞不清性取向的情况下,受人引诱而发生了男男性行为,而网络交友成为这部分人群感染病毒的主要推手,也有的是同学或朋友。一些年龄较大、喜欢男男性接触的人通过各种途径结识他们,在

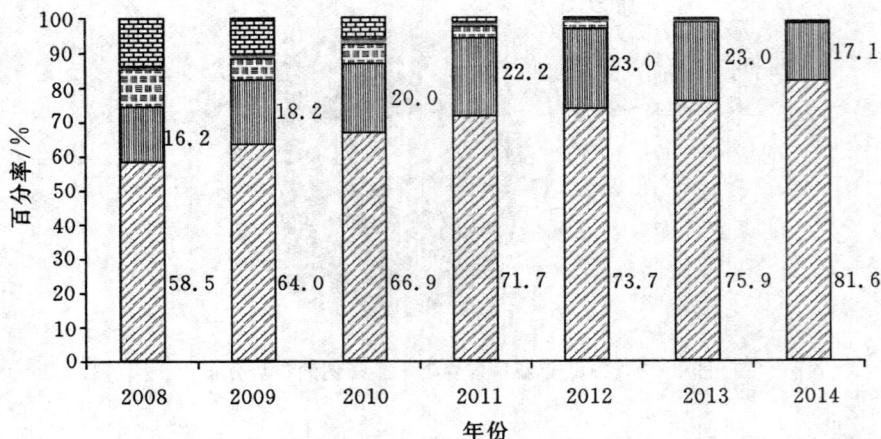

图 2-4　2008—2014 年 15～24 岁青年学生 HIV/AIDS 病例传播途径

教会他们这种性行为的同时也把病毒传染给他们。这些青年学生，一是对男男性行为的危害不知道，二是对性伴侣是否染上艾滋病不知道，三是对艾滋病性病防范措施不知道，四是对自己是否染上艾滋病不知道……

　　正是由于这些众多的"不知道"，让青年学生成为目前艾滋病毒感染的高发人群，这是一个非常危险而又十分令人忧心的信号！对我国艾滋病防控工作形成了一个巨大的挑战。应引起家庭、学校、社会，尤其是青年学生的高度重视！

2.2　高校预防艾滋病教育的意义

　　随着社会经济的发展和人民生活水平的不断提高，青少年的性生理成熟提前，高等教育的"大众化"使更多的青年人进入高校深造，婚育年龄推迟，导致"性待业期"的延长，同时随着对外开放的不断扩大，中西方文化的接轨与交融，性意识的开放、性观念的多元化，大学生婚前性行为有低龄化和发生率上升的趋势。但大学生尚不具备良好、稳固的性交往条件和环境，并且因对相关知识与技能的缺乏而导致的未加保护的不安全性行为，使大学生面临越来越严重的非意愿妊娠、人工流产、性病和艾滋病的威胁。另一方面，《中华人民共和国婚姻法》和《普通高等学校学生管理规定》的修改，解除了在校大学生的结婚禁令，在体现法律人性化和社会文明进步的同时，也向高校学生如何理性抉择学业和婚育提出了挑战。

　　大学生普遍性知识贫乏,多数是通过"自学"或无师自通。主要通过同学朋友之间聊天相互获取性知识,而从影视文学作品和网络等不正规渠道学习的则排在第二位,从父母和学校获得性知识的则名列最后。大学校园内的爱情常常在遇到性问题时得不到及时和正确的帮助,这是很多校园恋人的困惑。大学校园内的性教育,远远落后于学生们的需要,甚至是一个似有却无的"灰色地带"。无保护措施的性行为、性行为开始的低龄化、性伙伴有增多趋势等问题,如果不能得到及时、正确的引导,均可能伤害大学生身心健康,增加感染 AIDS 风险。因此,开展大学生性健康教育具有重要的紧迫性和深远意义,这些问题已引起了各级政府和高校卫生防疫部门的高度重视。

　　目前很多大学生缺乏对 HIV/AIDS 知识的正确了解。某高校不同学历师生 AIDS 相关知识的问卷调查发现,19.81%不知道 AIDS 的三大传播途径,40.01%认为蚊虫叮咬可传播 AIDS,38.76%对 HIV/AIDS 十分恐惧。另一项调查显示,75.5%的医学大学生认为蚊虫叮咬可传播 AIDS,25.5%的大学生认为自慰可感染 AIDS;48.0%和 18.5%的大学生认为通过注射疫苗和口服预防性药物能预防 AIDS;70.8%的学生认为对 HIV 感染者应集中管理;58.0%的学生担心以后与 HIV 感染者在一起传染 AIDS,部分学生表示不愿意和 HIV 感染者一起工作学习,同时还有 93.3%的学生希望通过学校教育进一步获得 AIDS 相关知识。这些说明高校学生对 AIDS 有着许多错误的认识,从而导致对 AIDS 存在着一定的恐惧心理。因此,加大高校 AIDS 相关知识的健康教育力度,是减少大学生传染 AIDS 风险的一项紧迫而重要的工作。

　　学校是青少年的主要活动环境之一,也是学生接受教育掌握技能的主要场所,学校有完整而系统的教育体系和资源,可以很方便地将艾滋病预防教育整合到整个教学过程中。

2.3　高校预防艾滋病教育的指导思想和总则

　　学校应高度认识艾滋病防治工作的重要性和紧迫性,从着眼于国家民族的未来,从保护青年学生身心健康发展的高度,从经济和社会发展的全局出发,把预防艾滋病教育摆在重要位置上,将预防艾滋病教育列入学校的教学工作计划中,明确工作目标和行动措施,使学生了解和掌握艾滋病防治知识,增强自我防护意识,以强有力的宣传方式和科学的内容促进学生建立起健康、文明的生活方式,关爱健康,关爱生命,营造艾滋病防治工作的良好社会环境。

　　高校艾滋病预防的总则:

　　(1)领导重视、师生参与。学校领导是学校发展的龙头和政策的决定者,学校领导层对艾滋病防治的共识,是为防治艾滋病教育提供有力的政策和环境支持的重要保证。而教职工是学生的天然模范,教职工的言行和教学活动可以对学生起到巨大的潜移默化与示范作用,可以想象,忽视教职工参与的防治艾滋病教育是非常危险的。

(2)疏堵结合、积极指导。艾滋病发展形势异常严峻,大学生思想活跃,通过"堵"的方式来解决其不健康的行为问题已越来越不能奏效,甚至会引起逆反心理,更不利于艾滋病的预防和控制。应因势利导,以积极的心态和策略指导学生正确认识艾滋病的严重危害性,学习和掌握相关的知识和预防方法。

(3)常抓不懈、行为养成。艾滋病的防治涉及社会、心理、伦理、道德、传统与现代文明各个领域的变革冲突,并非一朝一夕、一次两次讲座就能解决的问题。必须常抓不懈,只有日积月累的养成,方能渐见成效。

(4)政策促进、环境支持。实践证明,单纯的健康教育往往难以实现健康行为的转变,还必须依靠政策的促进和环境的支持才能达到预期的良好效果。

2.4 高校预防艾滋病教育的方法和措施

自 1985 年我国首次报告 AIDS 病例以来,我国政府高度重视 AIDS 的防治工作,先后出台了一系列政策性文件,其中对高校最具有指导意义的是 1998 年国务院专门下发的《中国预防与控制艾滋病中长期规划(1998—2010 年)》,对学校预防艾滋病教育问题提出了具体的工作目标,各高校都将预防艾滋病教育工作纳入学校重要议事日程,加强领导,统筹规划。2004 年《教育部关于贯彻落实〈国务院关于切实加强艾滋病防治工作的通知〉的意见》又进一步强调了各级大中专院校建立健全艾滋病预防机制的重要性。2006 年和 2012 年国务院又重新制定了《中国遏制与防治艾滋病行动计划(2006—2010 年)》《中国遏制与防治艾滋病"十二五"行动计划》,进一步部署各级学校加强预防艾滋病教育的具体工作指标、行动措施与保障措施,为不断完善高校 AIDS 预防机制提供了有力的政策支撑。

1. 建立高校 AIDS 预防机制

一是成立以学校领导为组长、以包括卫生防疫部门在内的相关部门领导为成员的"高校艾滋病预防与控制领导小组",负责制定本校"艾滋病预防与控制中长期规划",审定学校卫生防疫部门制订的"年度艾滋病预防与控制工作计划";二是制定相应的配套政策,依靠社会各界的支持,调动广大师生积极参与防治艾滋病教育活动,把预防与控制艾滋病的教育纳入日常的教学计划中,确保高校防治艾滋病教育长期科学化、规范化进行;三是加强与当地疾病预防控制中心的联系,使高校艾滋病预防工作长期得到它们的帮助和支持,时刻掌握校内艾滋病疫情,严格疫情报告制度。

2. 学校将预防艾滋病的教育纳入教学工作计划中

学校把艾滋病预防知识纳入教学工作计划中。通过课堂教学向学生传授预防艾滋病知识,增强学生自我保护意识。将预防艾滋病教育和其他教育相结合,把预防艾滋病教育与生殖健康知识、性道德观教育等有机结合起来,将课堂内教学与课堂外活动结合起来,对多种教育、教学活动进行统筹安排,发挥综合效应。注重防治艾滋病教育的教学质量和教学效果,采取问卷调查和试卷测试等形式,不断提高学生预防艾滋病知识的知晓率。设专人分管预防艾滋病教育工作,积极主动开展预防艾滋病教育教学研究活动。

3. 加强预防 AIDS 教育师资队伍的培养

教师的性知识、态度、观念和性道德都直接影响预防 AIDS 教育的效果,因此要加强健康教育师资业务知识的培训。目前,许多参与预防 AIDS 教育的教师本身就不了解 AIDS 防治的基本知识,难以胜任预防 AIDS 教育的教学任务。

4. 有计划地举行健康教育专题讲座

学校应面向全体师生举办健康教育专题讲座,内容主要包括:AIDS 在全球及我国的流行现状、趋势及其对个人、家庭和社会的危害;国家相关的预防与控制政策;在高校开展预防 AIDS 教育的重要性、必要性、迫切性及可行性探讨;关于 AIDS 的基本知识、传播途径、非传播途径、对待 HIV/AIDS 的态度、预防措施等。同时对工会、团委、学生会等相关部门提出要求,将预防 AIDS 教育与青春期性教育结合起来,把青春期性教育作为预防 AIDS 教育的前提,针对性行为在学生中存在的现实性,加强性道德教育,开展安全性行为教育、男性责任感教育、女性自尊自重自爱教育。通过这些讲座以及各种教育活动,使大学生进一步提高自我保护意识。

5. 发挥大众媒体在预防艾滋病教育活动中的作用

大众媒体一直都是在我国青少年中进行 AIDS 预防宣传教育的主要载体,除了充分利用广播、电视、报纸、杂志、黑板报等传统媒体外,因特网在教育中的作用已越来越重要。有调查显示,20 世纪 90 年代初,大学生性知识的主要来源是医学卫生书籍、报纸、杂志及文艺书籍等,而 20 世纪末在校大学生从因特网上获得性知识的比例已明显升高。因此,高校必须加强校园网络的建设与管理,充实预防 AIDS 教育的内容,坚持对大学生进行性知识和预防 AIDS 知识的正面教育和引导。另外,通过网络、电视讲座、健康热线、宣传册、宣传报、健康教育处方、世界 AIDS 日等一系列宣传活动,对大学生预防 AIDS 将会起到积极的推动作用。艾滋病由于其本身的特点和历史上长期不恰当的宣传,人们目前从心理和行为上还不能坦然地去谈论和面对它,所以开通咨询热线和校园网 BBS 健康知识交流区,通过咨询热线或这些非面对面方式进行交流,既可完成健康咨询活动,又可避免身份或隐私暴露引起的尴尬。

6. 发挥在校大学生生力军作用

由于高校学生生源广泛,动员和组织大学生利用寒、暑假期间,回到家庭所在地开展预防 AIDS 宣传的社会实践活动,使这项活动面向基层,走进千家万户,是一种投入小、社会效益大的公益性行为。在大学生中持之以恒地开展预防 AIDS 教育,能充分发挥大学生在疾病预防控制工作中的作用,为我国防控 AIDS 的流行作出积极的贡献。

另外,在校内开展探讨性与生殖健康问题及预防 AIDS 的教育活动中,实施以学生参与为主的互动式教学方式:一是学生以自由发言、提出问题、分析案例、解决问题为主线,开展自我教育和同伴教育活动;二是以校团委、学生会牵头,举办与预防 AIDS 相关的专题班会、专题板报、专题知识竞赛等参与性强的教育形式,既有利于对上述专题讲座知识的巩固,又能充分调动广大学生参与健康教育活动的积极性,从而培养与增强大学生预防艾滋病意识,促进大学生在日常生活中形成预防 AIDS 的良好习惯。

7. 调动社会各方面力量,共同开展预防艾滋病工作

大学生不仅需要掌握预防 AIDS 的知识和技能,更需要一个有助于巩固知识和技能的环境,社会和家庭的作用举足轻重。在学校开展预防 AIDS 专题教育,可以对增强学生的知识、态度等起到显著的作用。有调查显示,学生同家长或家庭中其他成员谈过 AIDS 问题的比例为 46.0%,同朋友谈论的比例为 48.7%。因此,构建以学校为中心,家庭、社会同时参与的预防 AIDS 的教育模式具有重要的现实意义。

8. 预防 AIDS 的教育效果评估可采用双向方式

在开展预防 AIDS 教育前后分别对每一届大学生进行 AIDS 相关知识、传播途径、非传播途径、对 HIV/AIDS 的态度、预防知识及性观念等方面的问卷调查,是对高校进行健康教育干预前后学生在预防 AIDS 知识获取和态度转变等方面的检验,同时也是对整个健康教育大纲和教育内容以及健康教育师资教育能力等方面的评估,是对高校健康教育模式有效性的检验。因此,健康教育的评价结果,是为进一步修正高校健康教育内容、教育方式、教育方法、教育手段和 AIDS 预防机制提供科学的依据。

另外,在校园设立安全套自动取套机。开展安全套近距离接触的游艺活动,让学生对安全套从心理上脱敏,消除对安全套认知上的羞涩、回避感;这是更文明和更为人性化的关爱表现,也必然是高校实施安全性行为、预防艾滋病的重要措施之一。

综上所述,AIDS 的流行特点和易感青少年群体的分布状况,决定了高校控制 AIDS 流行的关键在于预防。而目前高校在 AIDS 的三大传播途径中,性接触这一传播途径的预防极为重要。因此,高校构建和完善 AIDS 预防机制,大力开展预防 AIDS 教育活动势在必行。

第 3 章　艾滋病的病原学及流行病学

3.1　艾滋病病毒的发现和特点

3.1.1　艾滋病病毒的发现

1981 年,在美国许多原来很健康的男性同性恋者身上,陆续发现了平时很罕见的卡氏肺囊虫肺炎和卡波西肉瘤。这种新的疾病传播很快,在美国发现后很快在欧洲也有发现。很多科学家开始研究这种病的病因。

1983 年法国巴斯德研究所肿瘤病毒研究室主任蒙塔尼亚(Montagnier)教授等首次报告从一例患持续性全身淋巴腺病综合征(LAS)的男同性恋患者体内取出肿大的淋巴结组织,在体外进行细胞培养。经过培养,他们在电镜下见到一种与逆转录病毒相似的病毒。用实验室的多种方法进行的研究证明这是一种新的病毒,故命名为淋巴腺病相关病毒(LAV)。患这种病的患者有 LAV 病毒抗体。为了进一步确定这种新的病毒,他曾将病毒送到美国国立卫生研究院肿瘤研究所盖洛(Gallo)教授的实验室,请他们帮助鉴定。随后蒙塔尼亚教授报告了 LAV 病毒的核酸序列。

1984 年美国的盖洛教授也报告从艾滋病患者的外周血淋巴细胞中分离到一株逆转录病毒和嗜 T 淋巴细胞的新病毒,命名为人类嗜 T 细胞病毒Ⅲ(HTLV-Ⅲ),并公布了该病毒的核酸序列。稍后,美国的旧金山加州大学的里维教授(J. Levy)也从艾滋病患者分离到一株病毒,命名为艾滋病相关病毒。这三种病毒的形态、核酸序列、蛋白结构、细胞嗜性均相同,但各自命名不同。

1986 年 7 月 25 日,世界卫生组织发布公报,国际病毒分类委员会会议决定,把艾滋病病毒改称为人类免疫缺陷病毒,简称 HIV。

3.1.2　艾滋病病毒的特点

HIV 为单链 RNA 病毒,属于反转录病毒科慢病毒属中的人类慢病毒组。HIV 主要侵犯、破坏人体 $CD4^+$ T 淋巴细胞,一旦侵入机体细胞,病毒会和细胞整合在一起,终身难以消除。HIV 基因变化多样,比已知任何一种病毒基因都复杂。

HIV 对外界环境的抵抗力较弱(低于乙型肝炎病毒)。对热敏感,56℃30 分钟能使 HIV 在体外对人的 T 淋巴细胞失去感染性,但不能完全灭活血清中的 HIV;100℃20 分钟可将 HIV 完全灭活。能被 75％的乙醇、0.2％次氯酸钠及含氯石灰灭活。0.1％的甲醛、紫外线和 γ 射线均不能灭活 HIV。

近年来，一些研究机构证明，离体血液中 HIV 的存活时间取决于离体血液中病毒的含量，病毒含量高的血液，在未干的情况下，即使在室温中放置 96 小时，仍然具有活力。即使是针尖大小一滴血，如果遇到新鲜的淋巴细胞，艾滋病病毒仍可在其中不断复制，仍可以传播。病毒含量低的血液，经过自然干燥 2 小时后，活力才丧失；而病毒含量高的血液，即使干燥 2～4 小时，一旦放入培养液中，遇到淋巴细胞，仍然可以进入其中，继续复制。

所以，含有 HIV 的离体血液可以造成感染。尽管艾滋病病毒见缝就钻，但这些病毒也有弱点，它们只能在血液和体液中活的细胞中生存，不能在空气中、水中和食物中存活，离开了这些血液和体液，这些病毒会很快死亡。

国际卫生组织推荐对艾滋病病毒加热 100℃持续 20 分钟，灭活效果较理想。艾滋病病毒的消毒主要是针对被艾滋病病毒感染者和艾滋病患者的血液、体液污染的医疗用品、生活场所等。例如，辅料、纱布、衣物等。对艾滋病病毒的消毒可以根据消毒物品选择适当的物理方法或化学方法。需要重复使用的物品可用煮沸或高压蒸汽消毒。不宜煮沸的物品可用 2％戊二醛、75％酒精等进行消毒。

3.1.3　病毒形态结构

HIV 为直径约 100～120 纳米的球形颗粒，由包膜和核心两部分组成。病毒外膜为类脂包膜，来自宿主细胞，其中嵌有病毒的跨膜蛋白（gp41）、糖蛋白（gp120），糖蛋白位于病毒的表面，并与跨膜蛋白通过非共价作用结合。外膜还包含多种宿主蛋白，其中 MHCII 类抗原和跨膜蛋白 gp41 与 HIV 感染进入宿主细胞密切相关。向内是球形基质，以及半锥形衣壳核心，衣壳在电镜下呈高电子密度。衣壳内含有病毒的 RNA 基因组、酶（反转录酶、整合酶、蛋白酶）以及其他来自宿主细胞的成分，作为反转录的引物。艾滋病病毒形态和 HIV 结构示意图如图 3-1 和 3-2 所示。

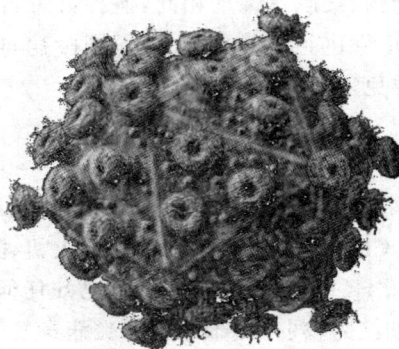

图 3-1　艾滋病病毒形态

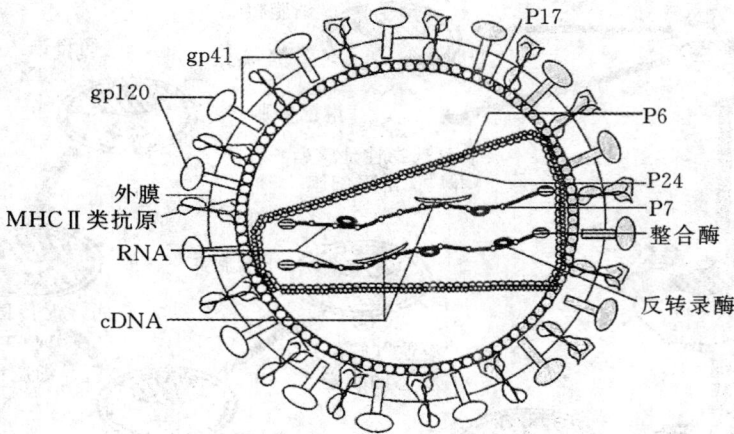

图 3 - 2 HIV 结构示意图

3.1.4 基因编码

HIV 基因组是两条相同的正链 RNA,两端是长末端重复序列(LTR),含顺式调控序列,控制前病毒的表达。已证明在 LTR 有启动子和增强子并含负调控区。LTR 之间的序列编码了至少 9 个蛋白,可分为结构蛋白、调控蛋白、辅助蛋白三类。

根据 HIV 基因的差异,目前可将 HIV 分为 HIV - 1 型和 HIV - 2 型,包括我国在内,全球流行的主要毒株是 HIV - 1 型。HIV - 2 主要局限于非洲西部和西欧,北美也有少量报道,传染性和致病性均较低。HIV - 1 基因组长 9.181kb,HIV - 2 基因组长 10.359kb。与 HIV - 1 不同,HIV - 2 不含 VPU 基因,但有一功能不明 VPX 基因。核酸杂交法检查 HIV - 1 与 HIV - 2 的核苷酸序列,同源性约 40%～60%。HIV 是一种变异性很强的病毒,尤以 env 基因变异率最高,env 表达产物激发机体产生的抗体无交叉反应。

3.1.5 致病机制

艾滋病病毒通过破坏人体的免疫系统,导致免疫功能缺陷,引起各种机会性感染和肿瘤的发生。HIV 进入人体后选择性地侵犯带有 CD4 分子的细胞,主要有 CD4$^+$ T 淋巴细胞、单核巨噬细胞、树突状细胞等。细胞表面 CD4 分子是 HIV 受体,通过 HIV 囊膜蛋白与细胞膜上 CD4 结合后由膜蛋白介导使病毒穿入易感细胞内,造成细胞破坏。然后释放出新合成的病毒,继续感染其他免疫细胞,从而造成人体免疫系统崩溃。如图 3 - 3 所示。

当一个人被艾滋病病毒感染后,病毒 24～48 小时内到达局部淋巴结,5 天左

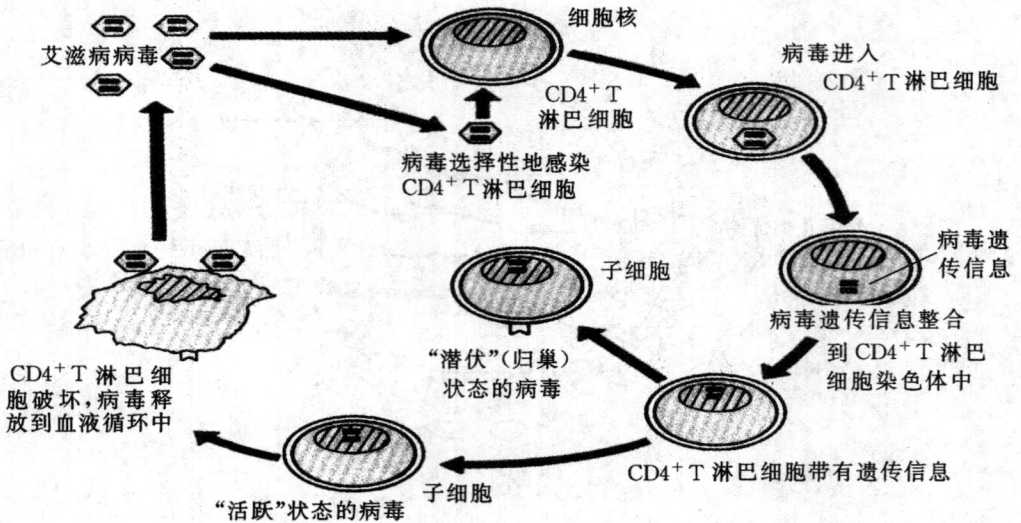

图 3-3 HIV 的致病机制

右在外周血中可以检测到病毒成分,继而病毒在感染者体内免疫系统内制造更多的病毒,把它变成制造病毒的工厂。艾滋病病毒会不断复制,CD4$^+$T 细胞则被破坏殆尽,免疫系统会再制造新的免疫细胞替代死亡的免疫细胞,但是新制造出的免疫细胞仍免除不了被艾滋病病毒感染。即使感染艾滋病病毒者感觉身体良好,没有任何症状,但这时可能已经有亿万个 CD4$^+$T 细胞被破坏了。CD4$^+$T 细胞是最重要的免疫细胞,感染者一旦失去了大量 CD4$^+$T 细胞,整个免疫系统就会遭到致命的打击,对各种疾病的感染都失去抵抗力。

HIV 感染后可刺激机体生产囊膜蛋白抗体和核心蛋白抗体。在 HIV 携带者、艾滋病患者的血清中可测出低水平的抗病毒中和抗体,其中艾滋病患者的抗体水平最低,HIV 携带者的抗体水平最高,说明该抗体在体内有保护作用。但抗体不能与单核巨噬细胞内存留的病毒接触,且 HIV 囊膜蛋白易发生抗原性变异,使已产生的抗体失去作用,使中和抗体不能发挥应有的作用。在潜伏感染阶段,HIV前病毒整合入宿主细胞基因组中,因此 HIV 不会被免疫系统所识别,所以仅依靠自身免疫功能无法将其清除。

艾滋病患者由于免疫功能严重缺损,常合并严重的机会感染,常见的有细菌、原虫、真菌、病毒,最后导致无法控制而死亡,另一些病例可发生卡波西肉瘤或恶性淋巴瘤。此外,在受感染的单核巨噬细胞中 HIV 呈低度增殖,不引起病变,但损害其免疫功能,可把病毒传播至全身,引起间质肺炎和亚急性脑炎等。

3.2　艾滋病的传染源

带有某种病原体,并具有将病原体传播给他人的人或动物称为传染源。艾滋病病毒感染者和艾滋病患者是本病唯一的传染源。一个人从感染艾滋病病毒到死亡期间内,都可以通过体液交换方式将艾滋病病毒传染给他人。

到目前为止,已从艾滋病病毒感染者的血液、精液、阴道分泌液、尿液、脑脊液、唾液、眼泪和乳汁中分离到艾滋病病毒,从理论上来说接触任何这些液体者均有可能感染 HIV,但在实际情况中唾液和眼泪中 HIV 的含量非常低,至今尚未发现任何关于接触唾液和眼泪后发生 HIV 感染的报道。传染源在艾滋病发展的不同时期,其传染力不同。

(1)窗口期:从艾滋病病毒进入人体到血液中产生足够量的、能用检测方法查出艾滋病病毒抗体之间的这段时期,称为窗口期。在窗口期虽检测不到艾滋病病毒抗体,但在感染者的血液、精液、阴道分泌物等体液中,含有大量的艾滋病病毒,因此,具有很强的传染性。

(2)无症状期:处于无症状期的艾滋病病毒感染者的血液、精液、阴道分泌物、乳汁中含有艾滋病病毒,具有传染性,但是相比于窗口期,感染者体内病毒含量少,传染性降低。但处于无症状期的感染者在外观上与正常人没有明显区别,因此无症状期相对于艾滋病的其他各期具有更加重要的公共卫生意义。

(3)临床症状期:HIV 感染者一旦出现临床症状,其体液中的病毒因机体免疫系统破坏而大量繁殖,此期的传染性也非常大。但是因为此期的患者与周围人群的接触变少,甚至没有任何接触,限制了其作为传染源的作用。

无症状期的艾滋病病毒感染者,是本病最重要的传染源。一方面,感染者没有症状,如果没有做过艾滋病病毒抗体检测,别人和他(她)本人都不知道,性伴侣或共用注射用具的吸毒伙伴根本就不会防范。另一方面,无症状潜伏期相当长,可以数月至十余年不等。还有,绝大多数感染者是青壮年,处在性活跃期,活动范围广,流动性大。

3.3　艾滋病的传播途径

HIV 感染者是传染源,有三种传播方式。

(1)性接触传播(图 3 - 4):HIV 存在于感染者的精液和阴道分泌物中,性行为很容易造成细微的皮肤黏膜破损,病毒即可通过破损处进入血液而感染。无论是同性、异性,还是双性的性接触都会导致艾滋病的传播。艾滋病感染者的精液或阴道分泌物中有大量的病毒,在性活动(包括阴道性交、肛交和口交)时,由于性交部位的摩擦,很容易造成生殖器黏膜的细微破损,这时,病毒就会乘虚而入,进入未感染者的血液中。值得一提的是,由于直肠的肠壁较阴道壁更容易破损,所以肛门性交的危险性比阴道性交的危险性更大,这种传播方式是目前艾滋病全球最主要的传播方式。

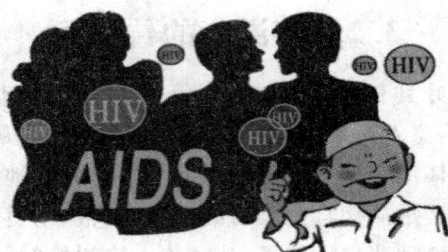

图 3-4　性接触传播

（2）血液传播（图 3-5）：通过输入含有艾滋病病毒的血液或血液制品，或由于含有病毒的血液污染相关器械而造成传播。经血液传播艾滋病病毒是效率最高的传播方式，经血液传播可通过人体被输入含有 HIV 的血液或血液制品、静脉注射吸毒、移植 HIV 感染者或艾滋病患者的组织器官而感染艾滋病。

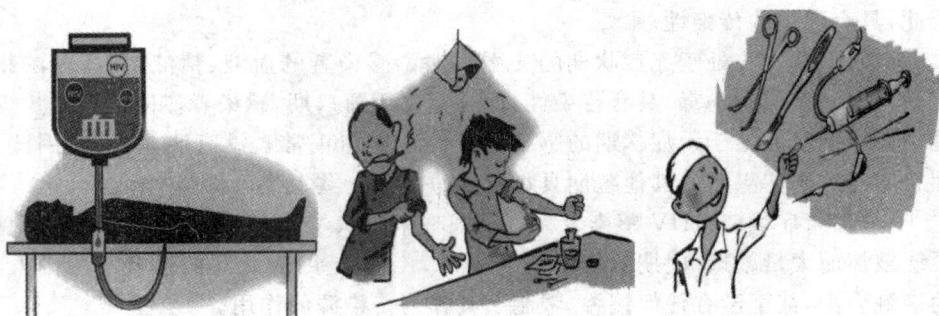

图 3-5　血液传播

（3）母婴传播（图 3-6）：感染了 HIV 的妇女在妊娠及分娩过程中，也可把病毒传给胎儿，感染的母亲还可通过母乳喂养把病毒传给吃奶的孩子。

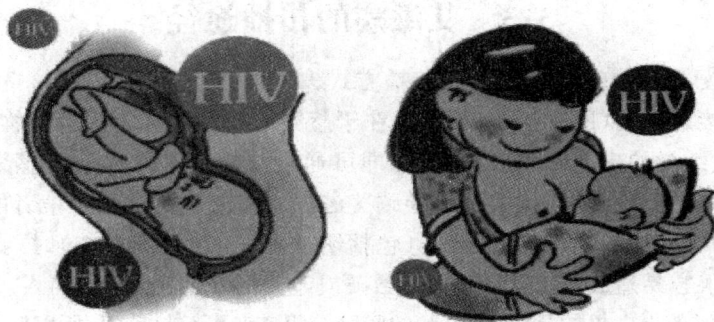

图 3-6　母婴传播

但下列途径一般不会传播 HIV,如握手、拥抱、接吻、游泳、蚊虫叮咬、共用餐具、咳嗽或打喷嚏、日常接触等(图3-7)。

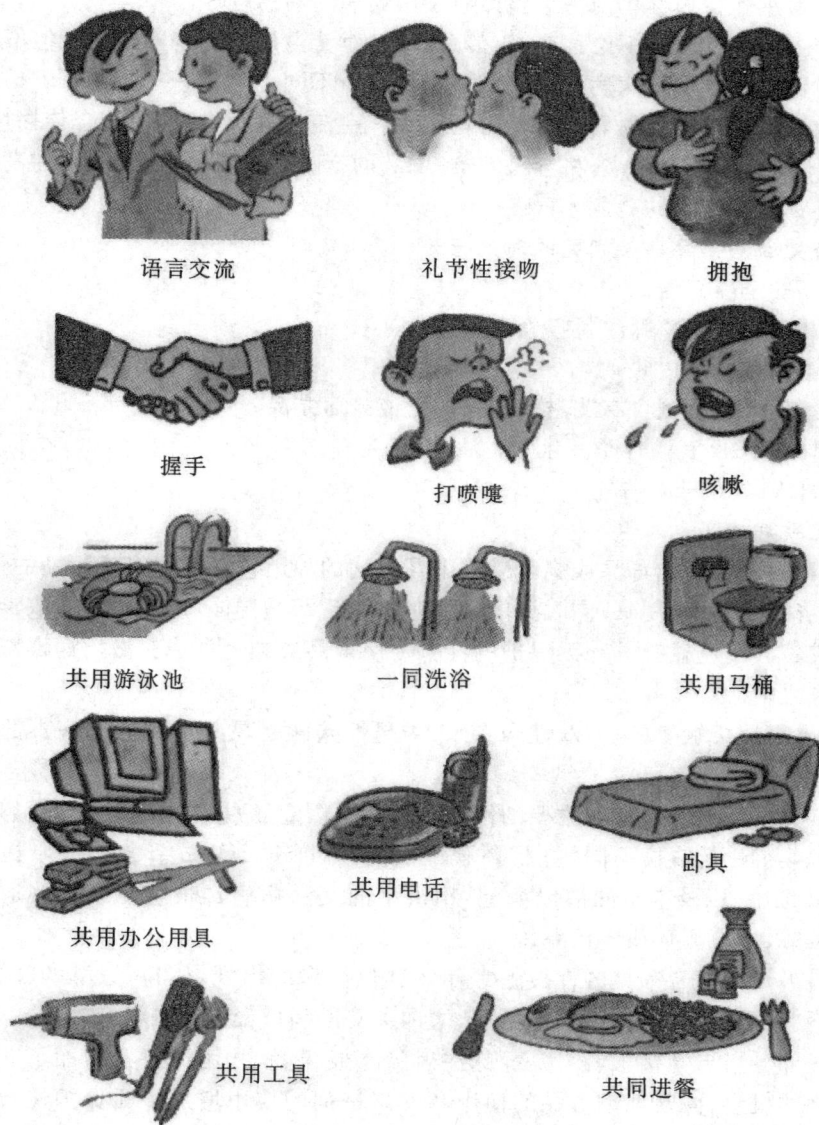

语言交流	礼节性接吻	拥抱
握手	打喷嚏	咳嗽
共用游泳池	一同洗浴	共用马桶
共用办公用具	共用电话	卧具
共用工具	共同进餐	

图3-7 不造成 HIV 传播的途径

蚊子叮咬不会传播艾滋病。从理论上讲,蚊子在艾滋病患者和健康人身上来回不停地吸血,要达到致病的病毒量,至少要在短时间内来回上千次。

3.4 艾滋病的易感人群

人群易感性指人群作为一个整体对于传染病的易感程度。

对于 HIV 来讲,人不论种族、年龄及性别,对艾滋病病毒普遍易感。但不同种族人群对不同亚型艾滋病病毒的易感性可能有所不同。

艾滋病病毒感染与人们的行为密切相关。在流行病学上,一般结合传播途径,针对感染 HIV 的机会大小,将容易感染 HIV 的行为称为高危行为,将存在高危行为的人群称为艾滋病的高危人群。

1.与艾滋病病毒感染相关的高危行为

(1)不安全性行为;

(2)共用注射器静脉注射吸毒;

(3)被器械刺破皮肤;

(4)使用未经检测含有艾滋病病毒的血液或血制品;

(5)HIV 阳性女性怀孕并生育;

(6)HIV 阳性母亲哺乳。

2.艾滋病的高危人群

(1)毒品成瘾者。毒品成瘾者易感染艾滋病的原因包括共用血液污染的针头、注射器、溶媒、棉球等用具;同时药瘾者又多是性活跃的群体,性交易是获取毒品的重要手段。共用注射针具和无保护的性行为使毒品成瘾者处于艾滋病病毒感染的双重危险之中。

(2)男男性接触者(包括双性恋者)。男男性接触者易感染艾滋病病毒的原因包括:

①肛交是男男性接触者主要的性行为方式。因直肠黏膜比其他组织更容易受损和出血,与阴道黏膜不同,直肠黏膜上皮富含能与 HIV-1 结合的抗原提呈细胞——M 细胞,以及丰富的淋巴滤泡,精液中的艾滋病病毒很容易或直接通过穿胞作用,进入血液循环或淋巴系统。

②男男性接触者频繁的性接触常伴发其他性病的出现,如梅毒、淋病、软下疳等,由于性病引起皮肤、黏膜受损出血,增加了艾滋病病毒的感染机会。

③一部分男男性接触者又是静脉注射吸毒成瘾者,共用注射器增加了艾滋病病毒感染的机会;同时新型毒品的使用和性兴奋剂的使用增加了无保护性行为的机会。

④因过度的性放纵而造成大量精液流失,引起机体缺锌,由锌的缺失而造成机体免疫功能下降。

(3)既往有偿献血员。我国在 20 世纪 80 年代中期至 90 年代中期的 10 年间,在河北、河南、安徽等省的农村地区进行有偿献血,一些采浆站,特别是个别非法采浆站,由于工作人员操作不规范,造成了艾滋病病毒在该类人群中的广泛流行。

(4)接受输血及其他血制品者。接受血液与血液制品(浓缩血细胞、血小板、冷冻新鲜血浆等血液或血制品)的输注也与艾滋病病毒的传播有关。即使目前对血液进行了艾滋病病毒检测,由于窗口期的问题和残余危险度的存在,接受输血及其他血制品者仍存在感染的可能性。

(5)与以上高危人群有性关系者等,包括暗娼或性工作者。

3.5　艾滋病的预防

目前尚无预防艾滋病的有效疫苗,因此最重要的是采取预防措施。其方法是:

(1)洁身自爱,遵守性道德;

(2)正确使用质量合格的安全套;

(3)加强性病的管理;

(4)拒绝毒品,珍爱生命;

(5)避免不必要的注射、输血和使用血液制品;

(6)预防母婴传播;

(7)HIV 自愿咨询与检测;

(8)减少歧视。

第4章　艾滋病的临床分期及症状

艾滋病是一种极具特殊性的恶性传染病,其病情凶险,目前病死率达100%。艾滋病是在艾滋病病毒侵犯人体免疫系统和中枢神经系统的基础上发生的,累及人体各个组织和器官,临床表现千差万别,错综复杂,其明显特点是患者免疫功能缺陷,特别是细胞免疫功能受损而发生各种机会性感染及淋巴系统的恶性肿瘤。

人体感染HIV后,最开始的数年至10余年可无任何临床表现。一旦发展为艾滋病,患者就可以出现各种临床表现。一般初期的症状如同普通感冒、流感样,可有全身疲乏无力、食欲减退、发热等;随着病情的加重,症状日渐增多,如皮肤、黏膜出现白念球菌感染,出现单纯疱疹、带状疱疹、紫斑、血疱、淤血斑等,出现原因不明的持续性发热,可长达3～4个月;以后渐渐侵犯内脏器官,可出现咳嗽、气促、呼吸困难,持续性腹泻、便血、肝脾肿大,并发恶性肿瘤,还可侵犯神经系统和心血管系统等。临床症状复杂多变,但每个患者并非上述所有症状全都出现。

从感染病毒到发病,临床上分为四期:急性感染期、潜伏期、艾滋病前期、典型艾滋病期。不是每个感染者都会完整地出现四期表现,但每个疾病阶段的患者在临床上都可见到。四个时期不同的临床表现是一个渐进的和连贯的病程发展过程。如图4-1所示。

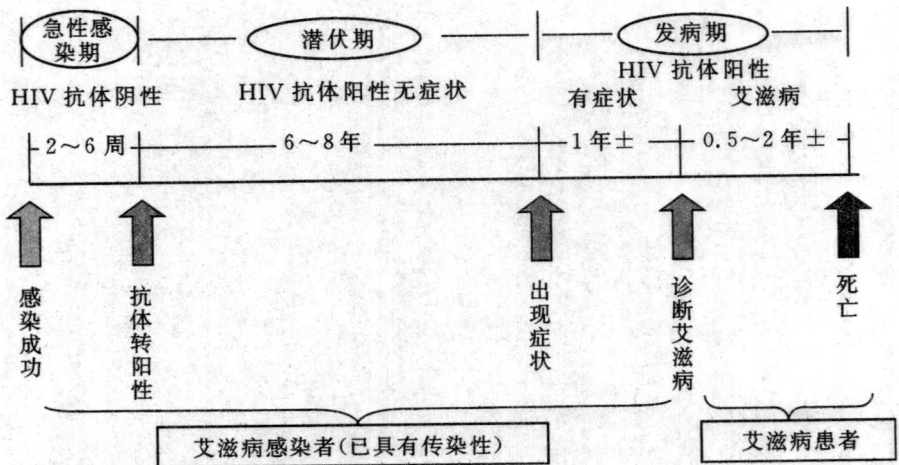

图4-1　感染HIV后的自然发展过程

4.1　急性感染期

窗口期也在这个时间。通常发生在初次感染 HIV 的 2～4 周,部分感染者出现 HIV 病毒血症和免疫系统急性损伤所产生的临床症状,表现为发热、皮疹、淋巴结肿大,还会发生乏力、出汗、恶心、呕吐、腹泻、咽炎等。有的感染者还出现急性无菌性脑膜炎,表现为头痛、神经症状和脑膜刺激征。末梢血检查,白细胞总数正常,CD4$^+$T 淋巴细胞计数一过性减少,单核细胞增加。急性感染期时,症状常较轻微,容易被忽略。当这种发热、周身不适等出现后 5 周左右,血清艾滋病病毒抗体可呈现阳性反应。此后,临床上检测血清艾滋病病毒抗体可呈现阳性反应。此后,临床上出现一个长短不等的、相对健康的、无症状的潜伏期。

4.2　潜伏期

潜伏期指的是从感染艾滋病病毒开始,到出现艾滋病临床症状和体征的时期。在此期感染者可以没有任何临床症状,但潜伏期不是静止期,更不是安全期,病毒在持续繁殖,具有强烈的破坏作用。艾滋病潜伏期的长短个体差异极大,这可能与入侵艾滋病病毒的类型、强度、数量、感染途径以及感染者自身的免疫功能、健康状态、营养情况、年龄、生活和医疗条件、心理因素等有关。艾滋病的平均潜伏期,现在认为是 6～8 年。但是有大约 5%～15% 的人在 2～3 年内就进展为艾滋病,称为快速进展者,另外还有 5% 的患者其免疫功能可以维持正常达 12 年以上,称为长期不进展者。这对早期发现患者及预防都造成很大困难。

4.3　艾滋病前期

艾滋病前期是指潜伏期后开始出现与艾滋病有关的症状和体征,直至发展成为典型的艾滋病的一段时间。这个时期,有很多命名,包括"艾滋病相关综合征""淋巴结病相关综合征""持续性泛发性淋巴结病""艾滋病前综合征"等。这时,患者已具备了艾滋病的最基本特点,即细胞免疫缺陷,只是症状较轻而已。主要的临床表现如下:

(1)淋巴结肿大。此期最主要的临床表现之一是浅表淋巴结肿大。发生的部位多见于头颈部、腋窝、腹股沟、颈后、耳前、耳后、股淋巴结、颌下等。一般至少有两处以上部位,有的多达十几处。肿大的淋巴结对一般治疗无反应,常持续肿大超过 3 个月以上。约 30% 的患者临床上只有浅表淋巴结肿大,而无其他全身症状。

(2)全身症状。患者常有病毒性疾病的全身不适、肌肉疼痛等症状。约 50% 的患者有疲倦乏力及周期性低热,常持续数月。夜间盗汗,1 月内多于 5 次。约 1/3 的患者体重减轻 10% 以上,这种体重减轻不能单纯用发热解释,补充足够的热量也不能控制这种体重减轻。有的患者头痛、抑郁焦虑,有的出现感觉神经末梢病变,可能与病毒侵犯神经系统有关。有的可出现反应性精神紊乱。约有 3/4 的患者可出现脾肿大。

(3)各种感染。此期除了上述的浅表淋巴结肿大和全身症状外,患者经常出现各种特殊性或复发性的非致命性感染。反复感染会加速病情的发展,使疾病进入典型的艾滋病期。约有半数患者有比较严重的脚癣,通常是单侧的,对局部治疗缺乏有效的反应。患者的腋窝和腹股沟部位常发生葡萄球菌感染大泡性脓疱疮,患者的肛周、生殖器和口腔黏膜常发生尖锐湿疣和寻常疣病毒感染。口唇单纯疱疹和胸部带状疱疹的发生率也较正常人群明显增加。口腔白色念珠菌感染也相当常见,主要表现为口腔黏膜糜烂、充血、有乳酪状覆盖物。

其他常见感染有非链球菌性咽炎、急性和慢性鼻窦炎及肠道寄生虫感染。许多患者排便次数增多,水样便,带有黏液。这可能与直肠炎症及多种病原微生物对肠道的侵袭有关。此外,口腔可出现毛状白斑,毛状白斑的存在是早期诊断艾滋病的重要线索。

4.4 典型的艾滋病期

有的学者称其为致死性艾滋病期,是艾滋病病毒感染的最终阶段。此期具有三个基本特点:

(1)严重的细胞免疫缺陷,特别是 CD4$^+$T 淋巴细胞的严重缺损。

(2)发生各种致命性机会性感染,特别是卡氏肺囊虫肺炎(PCP)。

(3)发生各种恶性肿瘤,尤其是卡波西肉瘤(KS)。

PCP 和 KS 可以单独发生,也可以同时发生。艾滋病患者发生 PCP 的占64%,同时发生 PCP 和 KS 的占 60%,若同时发生 PCP 和 KS 时患者往往迅速死亡。近些年来由于结核病又开始严重流行,并发结核病已成为艾滋病死亡的重要原因。艾滋病的终极时期,免疫功能全面崩溃,患者出现各种严重的综合病征,直至死亡。

4.5 疑似症状

(1)持续广泛的淋巴结肿大,特别是颈、腋和腹股沟淋巴结。肿大的淋巴结直径 1 厘米左右,坚硬、不痛、可移动,时间超过三个月。

(2)数周以来不明原因发热和盗汗。

(3)数周以来出现难以解释的严重疲乏。

(4)食欲下降,2 个月内体重减轻超过原体重的 10%。

(5)数周以来出现不明原因的慢性腹泻,呈水样,每日 10 次以上。

(6)气促、干咳数周。

(7)皮肤、口腔出现平坦和隆起的粉红、紫红色大斑点,不痛不痒。

(8)咽、喉部出现白斑。男性阴部出现鳞屑性斑,瘙痒。女性肛门瘙痒,阴道瘙痒,白带多。

(9)头痛、视线模糊。

当出现上面三个以上症状又有不洁性接触史时,应及时去医院检查。

在现实生活中,有许多原因能够引起以上症状,不能因为自己的身体有相关症状就断定自己携带有 HIV。只有进行科学的 HIV 抗体检测,才能够得出正确的结论。

第5章 艾滋病的临床诊断及治疗

5.1 诊断原则

根据卫生部颁发的《艾滋病诊疗指南》，艾滋病的诊断原则为：HIV/AIDS 的诊断需结合流行病学史、临床表现和实验室检查等进行综合分析慎重作出诊断，对于 HIV/AIDS 的诊断，还必须遵循"及早、全面、慎重、咨询、保密"的原则，HIV/AIDS 的诊断是一个十分严肃的问题，绝不可草草从事，必须慎重对待。在实际操作过程中对于特殊病例如暂不明确，则要及时随访复查，务必做到万无一失。

5.2 诊断程序

5.2.1 确定检测对象

除了自愿到医疗机构进行检测者外，对于献血者和受血者、器官移植供者、外科手术患者（术前），孕产妇和部分接受侵入性检查治疗的患者，也应常规接受 HIV 抗体检测。根据美国疾病预防控制中心的建议：所有性病初诊患者和出现新症状的复诊患者，母亲为 HIV 感染者及母亲怀疑为 HIV 感染且还未得到明确检测结果的新生儿，存在"高危行为"的人群，应每年复查 HIV 抗体，建议患者及其新的性伴侣在进行性行为前同时进行检测。

5.2.2 问诊

首先应详细询问求诊者的暴露史、既往病史和人口学资料等流行病学资料，完整的问诊包括以下信息：吸毒史、性行为史、性病史、旅游史、家族史、输血和血液制品史、手术史、个人史、既往史以及全身症状。

5.2.3 体格检查

对于可疑的艾滋病患者，通过问诊收集到有关的流行病学资料和急性感染症状等信息后，应对其进行全面体检。由于艾滋病的临床表现多样化，检查时必须做到从口到肛门、从皮肤表现到脏器病变的全面检查。

5.2.4 实验室检查

常规进行血液 HIV 抗体检测，检测经初筛试验呈阳性者必须进行确认试验。

HIV 抗体检测的阳性率受个体差异、病程进展、试剂敏感性和检测方法等许多因素的影响。应采用重复实验或改进更敏感的方法检验。病毒感染人体后一般在 2～6 周后才可出现足够量的抗体以供检测,3 个月后 99% 以上的感染者将显示阳性结果,约有 5% 的新感染者要在两个月后才出现抗体,应该注意过早检测结果阳性率不高。如果检查结果阴性而本人近期确有高危行为者,则每 3 个月重复检查,一年后如仍呈阴性,一般认为未感染。病情严重的患者或免疫严重缺陷者可能不能查出抗体,需要直接检测 HIV 抗原、病毒基因或病毒颗粒。

其他特殊检查包括细胞因子测定、免疫蛋白测定、各种机会感染和继发性肿瘤的检测、血液常规及生化检测等。

5.3　诊断标准

5.3.1　急性期

诊断标准:患者近期内有流行病学史和临床表现,结合实验室 HIV 抗体由阴性转为阳性即可诊断,或仅实验室检查 HIV 抗体由阴性转为阳性即可诊断。

5.3.2　无症状期

诊断标准:有流行病学史,结合 HIV 抗体阳性即可诊断,或仅实验室检查 HIV 抗体阳性即可诊断。

5.3.3　艾滋病期

诊断标准:有流行病学史、实验室检查 HIV 抗体阳性,加下列各项中的任何一项,即可诊断为艾滋病。或者 HIV 抗体阳性,而 $CD4^+ T$ 细胞数 $<200\times10^6/L$,也可诊断为艾滋病。

(1)原因不明的持续不规则发热 38℃以上,病程 $>$ 1 个月。

(2)慢性腹泻次数多于 3 次/日,病程 $>$ 1 个月。

(3)6 个月之内体重下降 10% 以上。

(4)反复发作的口腔白色念珠菌感染。

(5)反复发作的 HIV 感染或带状疱疹病毒感染。

(6)肺孢子菌肺炎。

(7)反复发生的细菌性肺炎。

(8)活动性结核或非结核分枝杆菌感染。

(9)深部组织真菌感染。

(10)中枢神经系统占位性病变。

(11)中青年人出现痴呆症状。

(12)活动性巨细胞病毒感染。

(13)弓形虫脑病。

(14)青霉菌感染。

(15)反复发生的败血症。

(16)皮肤黏膜或内脏的卡波西肉瘤、淋巴瘤。

5.4　窗口期问题

从艾滋病病毒进入人体到血液中产生足够量的、能用检测方法查出艾滋病病毒抗体之间的这段时期,称为窗口期。在窗口期虽检测不到艾滋病病毒抗体,但体内已有艾滋病病毒,可以检测查到 HIV 核酸,因此处于窗口期的感染者同样具有传染性。

早期的艾滋病研究中提出了艾滋病窗口期为 3 个月的概念,当酶联法和双抗原夹心法等艾滋病抗体检测手段出现后,艾滋病窗口期已经缩短到最为保守的艾滋病抗体峰值出现的 6 周。目前随着艾滋病检测技术的不断发展,艾滋病的窗口期可以缩短到 14～21 天。对此,世界卫生组织明确表示艾滋病窗口期为 14～21 天。

5.5　鉴别诊断

艾滋病需与下列疾病进行鉴别:

5.5.1　其他原因引起的免疫缺陷

除艾滋病外,还有其他免疫缺陷如原发性免疫缺陷病、继发性免疫缺陷病(如皮质激素、化疗、放疗或原先已经存在的严重的蛋白质—热量营养不良引起的继发性免疫缺陷病)。

5.5.2　血液病

由于艾滋病患者有发热、肝脾肿大、淋巴结肿大,个别病人白细胞降低、淋巴细胞减少等症状,因此需要与血液病鉴别。

5.5.3　传染性单核细胞增多症

艾滋病急性 HIV 感染期的表现很像传染性单核细胞增多症,因此当艾滋病高危者出现传染性单核细胞增多症的症状时,应立即进行 HIV 抗体或病毒抗原的检测,并进行鉴别。

5.5.4　中枢神经系统疾病

近年来发现艾滋病患者出现中枢神经系统的症状比较多,如感染、痴呆等,应注意与其他原因引起的中枢神经系统疾病相鉴别。

5.6　治疗

目前在全世界范围内仍缺乏根治 HIV 感染的有效药物。现阶段的治疗目标是:最大限度和持久地降低病毒载量;获得免疫功能重建和维持免疫功能;提高生活质量;降低 HIV 相关的发病率和死亡率。本病的治疗强调综合治疗,包括:一般治疗、抗病毒治疗、恢复或改善免疫功能的治疗及抗机会性感染和恶性肿瘤的治疗。

5.6.1　一般治疗

对 HIV 感染者或获得性免疫缺陷综合征患者均无须隔离治疗。对无症状 HIV 感染者,仍可保持正常的工作和生活。应根据具体病情进行抗病毒治疗,并密切监测病情的变化。对艾滋病前期或已发展为艾滋病的患者,应根据病情注意休息,给予高热量、多维生素饮食。不能进食者,应静脉输液补充营养。加强支持疗法,包括输血及营养支持疗法,维持水及电解质平衡。

5.6.2　抗病毒治疗

抗病毒治疗是艾滋病治疗的关键。随着采用高效抗逆转录病毒联合疗法的应用,大大提高了抗 HIV 的疗效,显著改善了患者的生活质量和预后。

(1)根据 HIV 复制的周期,可以选择不同药物对 HIV 的复制进行抑制。药物可以作用于病毒复制周期的不同部位,如:

①阻止病毒与细胞表面上的受体相结合;

②抑制病毒逆转录酶活性;

③阻止病毒 DNA 与细胞 DNA 整合;

④抑制病毒 DNA 和 RNA 的转录;

⑤抑制病毒蛋白的成熟和病毒释放。

(2)目前用于治疗 HIV 感染的药物分类。

①核苷类逆转录酶抑制剂(NRTI)。HIV 进入淋巴细胞开始复制时,需要一种逆转录酶,核苷类通过抑制逆转录酶的活力以降低病毒复制。药物有齐多夫定、地丹诺新、扎西他滨等。

②蛋白酶抑制剂(PI)。蛋白酶抑制剂是作用于病毒蛋白酶,使病毒不能正常装配,从而阻止了 HIV 的复制。目前临床使用的 PI 有英地那韦、里托那韦、沙奎

那韦等。

③非核苷类逆转录酶抑制剂（NNRTI）。NNRTI 可特异性抑制 HIV 逆转录酶。临床用药如奈韦拉平、地拉韦定等。

由于艾滋病是一种慢性病，所以使用抗 HIV 药物后不会立即见效，有的需要几周甚至是几个月才会见效，而且要根据每个人的情况不同有所不同，一般与用药开始时感染的严重程度有关。在用药过程中一般采用检测 $CD4^+ T$ 细胞计数、病毒载量等指标判断治疗效果。

5.6.3　恢复或改善免疫功能的治疗及机会性感染和恶性肿瘤的治疗

免疫调节治疗主要是应用免疫增强剂，希望能部分恢复患者的免疫功能，减缓疾病进展。及时诊断机会性感染及肿瘤，尽早给予有效的治疗，可明显改善预后，延长患者的生命。

5.7　预后

艾滋病是一种慢性疾病。以前人们认为艾滋病的病死率为 100%，但近年来随着艾滋病抗病毒治疗的广泛开展，艾滋病患者的预后得到了明显改善，患者的生存质量得到了明显提高。

自人类发现艾滋病后，在一段时间内没有治疗本病的有效措施，很多患者在进入艾滋病期后 1～2 年死亡。1987 年第一个治疗艾滋病的药物齐多夫定开始应用于临床，艾滋病患者的生存期有所延长，但患者的预后仍不甚理想。1996 年美籍华裔科学家何大一提出了新的抗 HIV 治疗策略即联合使用多种抗病毒药物来治疗艾滋病，也就是举世闻名的艾滋病鸡尾酒疗法，这一方法一直沿用至今。自从有了鸡尾酒疗法，艾滋病不再被人们认为是一种致死性疾病，目前很多研究显示经过有效抗病毒治疗后免疫功能得到重建的艾滋病患者的病死率与普通慢性疾病接近。因此，目前人类对艾滋病的认识应该是：艾滋病是一种可以治疗的但目前尚不能完全治愈的慢性疾病。

随着科学的进步，新型药物不断出现，这些药物的出现将进一步优化患者抗病毒治疗方案，从而进一步改善患者的预后。

由于普通民众对艾滋病缺乏相应知识，很多人仍误认为艾滋病是一种没有任何治疗希望的疾病，很多患者确诊艾滋病后就放弃治疗，有些患者家属也因此放弃对患者的救治。这些情况严重影响了艾滋病患者的预后。应该正确看待艾滋病的预后，加大宣传力度，提高艾滋病患者对艾滋病预后的认识，使全社会像看待其他慢性疾病一样来看待艾滋病，让艾滋病患者享受到应有的医疗救治权利。

第6章 艾滋病与性病

6.1 认识艾滋病与性病的关系

性病是指主要通过性行为传播的一类传染性疾病的总称。我国法定的监测性病包括梅毒、淋病、非淋菌性尿道（宫颈）炎、尖锐湿疣、生殖器疱疹、艾滋病等八种。由于艾滋病的危害性大，对公共卫生的影响严重，常将艾滋病单独列出，并称"性病艾滋病"。性病与艾滋病的关系十分密切，感染了性病，可增加感染艾滋病病毒的危险性，促进其传播。

性传播疾病（简称STD）的主要传播途径是性接触，性接触也是艾滋病病毒感染的重要传播途径。目前全球有75%的艾滋病病毒感染者是通过性接触传播的，并且艾滋病与几种严重性病的病原体之间还有生物学上的联系。它们有相同的危险因素以及相同的高危人群，应采取相同的预防措施。

性病促进艾滋病病毒的传播。有些性病，例如梅毒、软下疳、生殖器疱疹、腹股沟肉芽肿及性病性淋巴肉芽肿等，可造成生殖器溃疡，由于溃疡造成其表皮或黏膜屏障的完整性受到破坏，使得艾滋病病毒更易于进入或排出，因此性病感染患者更容易感染艾滋病病毒或将艾滋病病毒传染给他人，从而又促进了艾滋病病毒的传播。有些无生殖器溃疡的性病，包括衣原体感染、淋病、阴道毛滴虫病及尖锐湿疣等，也可促进艾滋病病毒的传播。

艾滋病病毒感染者或艾滋病患者如果同时患有性病时，因病毒感染造成机体免疫力下降可使性病的病程延长，病情加重，难于治疗，容易复发。此外，性病感染者生殖器皮肤黏膜上的炎症渗出物以及其血液中含有的大量艾滋病病毒，在性交时使对方感染艾滋病的机会增大。患有性病的艾滋病病毒感染者，通过性传播艾滋病病毒的危险性可比无性病的艾滋病病毒感染者高3～5倍，极易通过性生活将艾滋病病毒传播给性伴侣。

艾滋病与性病关系密切，防治性病有利于控制艾滋病病毒感染和防止艾滋病的流行。一些细菌引起的性病是可以治愈的，一些病毒引起的性病虽不能治愈，但可消除病损、控制或减轻其临床症状，减少了艾滋病病毒的传播。因此及时诊断性病、及早治疗和规范用药，有效地治疗性病，既是对性病的有效防治，也是对艾滋病更为有效的预防。

6.2 我国性传播疾病的控制对策

性病在人群中的快速蔓延已成为威胁人类健康的重要因素,在感染性疾病中性病的发病率已上升到第三位,在某些地区该类疾病甚至排在第一位,性传播疾病已成为一个突出的社会问题。在我国,性传染病、艾滋病严重威胁着人们的健康状况,卫生部门对该类疾病非常重视,采取了积极的预防和治疗措施,取得了较为满意的成绩。

(1)发挥党和国家政府领导的作用,积极完善各级政府法制化管理性传染病的规章制度,加强性病、艾滋病的预防和管理措施,制定相应的法律条文规范,在我国全面开展性病、艾滋病防治工作。

(2)性传播疾病与艾滋病的传播关系密切,性病的流行是艾滋病传播的重要因素和强度指标,加强性病的管理对控制艾滋病的流行至关重要。应充分利用媒体,采取灵活多样的形式宣传性病、艾滋病预防知识,把有关预防知识教给群众。对性病及艾滋病以预防为主,群体预防,提高群众的自我保护能力,是目前预防和控制艾滋病最有效的方法之一。

(3)性病的地区分布显示,东南部沿海地区或大城市传播途径以性传播为主。而目前最安全有效、易为个体接受的预防 STD/AIDS 的方法是使用安全套。许多研究表明安全套对易感者的确有保护作用。

(4)从性病的人群分布可看出,吸毒人群中的艾滋病病毒感染率呈上升趋势。我国政府对吸毒问题高度重视,已采取切实可行的措施,开展综合防治工作。

(5)加强采供血及用血单位监督管理,确保血制品的安全。依法对血液制品实施预防性监督监测,未经检测合格的血液制品不能提供临床使用,严厉打击非法采供血活动,切实杜绝艾滋病、性病等严重传染病通过输血环节危害健康人群。

(6)建立健全艾滋病与性病的监测与服务体系。应加强重点人群的监测工作,通过监测发现感染者,为感染者提供咨询、正确的防治知识和治疗信息,关心和帮助感染者,避免感染者在知情的情况下继续传播病毒,减弱甚至消除感染者报复社会的心理,从而控制第三代病例的发生。

第7章　性与生殖健康教育

7.1　性与生殖健康知识教育

在高校"性"依然是一个极敏感的话题,许多成年人,包括老师、家长不愿意向青少年提供精准的性教育,因为他们觉得公开讨论性很不自在。结果是,学生们无法通过正规渠道获得性知识,而那些来自同伴、影视作品、杂志、色情书刊和网络的一知半解的信息,加上自己的想象,成为他们性知识的主要来源,由此大大增加了他们感染 HIV 和其他性传播疾病的危险。有些青少年在懵懵懂懂的情况下发生性行为,又在无保护状态下导致女生怀孕。而她们中有些人去地下诊所接受非正规的流产手术,导致更大的健康危害。每年都有数以万计的女生因这样的手术而蒙受巨大的身心伤害,如感染 HIV,罹患各种生殖系统疾病,甚至直接死在手术台上。尽管现实如此残酷,性与生殖健康教育仍然没有引起广泛关注。要强调的是,讲授性和生殖健康知识不违背社会公认的价值标准,更不等于宽恕、纵容不负责任的性行为。与其让青少年自己去寻找武器,而找到的很可能是虚假、无用,甚至是害人害己的武器,不如让我们交给他们科学的武器,让他们自己保护自己。

因此,有必要通过家庭、学校、社区等多层次的密切合作,在青少年人群中开展性和生殖健康教育。学校是开展性与生殖健康教育最理想的场所之一。学校有必要对学生进行性与生殖健康教育,向学生提供科学的性与生殖健康知识,有助于他们在面临性行为时作出理智的选择。

7.1.1　生殖器官

性与生殖健康教育最基础的一课是了解自身的生殖器官构造和功能。人的生殖器是发生性行为的必要条件,所以生殖器官又叫做性器官。

1. 男性生殖器官

男性生殖器官分为内、外两部分。外生殖器包括阴茎和阴囊;内生殖器包括睾丸、输精管和附属腺。

(1)男性外生殖器(见图 7-1)。

①阴茎。阴茎是男性的性器官。尿道的一部分穿行其中,所以阴茎兼有排尿和生殖功能。阴茎分阴茎根、阴茎体、阴茎头三部分。阴茎根固定于会阴,外表是覆盖着它、阴囊和会阴的皮肤。阴茎体由海绵体组成,勃起时变得长而粗硬。阴茎头的末端膨大为龟头,外有阴茎包皮,前有尿道外口。龟头和阴茎颈(阴茎头后的

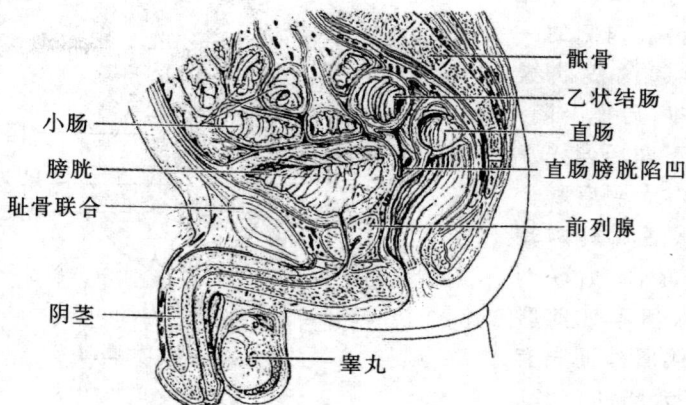

图 7-1 男性外生殖器

较细部位)对性刺激特别敏感,是男性的主要性敏感区。

②阴囊。阴囊是一个由皮肤、肌肉等构成的囊袋状结构,内有两个睾丸。阴囊在神经调节下,随温度变化而舒缩。平时处于收缩状态,表面有大量皱襞。随温度升高而舒展,皱襞消失;随温度下降而收缩并出现皱襞,紧贴睾丸。阴囊内的温度始终维持在 22~26℃,保障精子的健康发育。

(2)男性内生殖器。

①睾丸和附睾。睾丸位于阴囊内,左右各一,是男性的主要生殖器官,产生精子,同时分泌雄激素。附睾上接睾丸,下连输精管,是储存精子、使精子成熟、输送精子的管状器官。

②输精管和射精管。输精管是附睾尾的延续,负责转运精子的通道,也是精子成熟并贮存的地方。它伴随精索进入盆腔,汇合成射精管。射精管平时关闭,性交中伴随性高潮来临而强有力地收缩,将精液通过尿道射入女性阴道内。

③附属腺体。附属腺体包括精囊腺、前列腺、尿道球腺等。它们的分泌物负责提供营养,保障精子的活力,和睾丸产生的精子同时构成精液。

2.女性生殖器官

女性生殖器官也分为两部分,外生殖器位于耻骨联合下缘至肛门间,内生殖器位于盆腔内。

(1)女性外生殖器。

女性外生殖器指生殖器官的外露部分,又称外阴,包括阴阜、大阴唇、小阴唇、阴蒂、前庭、前庭大腺、前庭球、尿道口、阴道口和处女膜。如图 7-2 所示。

①阴阜。阴阜即为耻骨联合前面隆起的外阴部分,由皮肤及很厚的脂肪层所构成。皮肤上生长阴毛,分布呈尖端向下的三角形。

②阴唇。大阴唇为外阴两侧靠近两股内侧的一对长圆形隆起的皮肤皱襞。前连阴阜,后连会阴;由阴阜起向下向后伸张开来,前面左、右大阴唇联合成为前联合,后面的两端会合成为后联合,后联合位于肛门前,但不如前联合明显。大阴唇外面长有阴毛。皮下为脂肪组织、弹性纤维及静脉丛,受伤后易成血肿。未婚妇女的两侧大阴唇自然合拢,遮

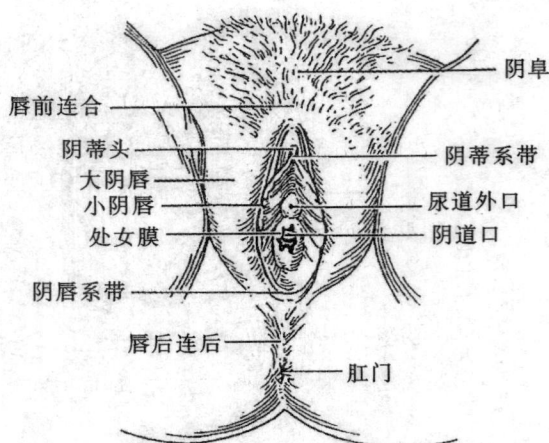

图7-2 女性外生殖器

盖阴道口及尿道口。产妇的大阴唇由于分娩影响而向两侧分开。

小阴唇是一对黏膜皱襞,在大阴唇的内侧,大小、形状、颜色因人而异,个体之间有的差异很大。表面湿润、滑腻。小阴唇左右两侧的上端分叉相互联合,其上方的皮褶称为阴蒂包皮,下方的皮褶称为阴蒂系带,阴蒂就在它们的中间。小阴唇的下端在阴道口底下会合,称为阴唇系带。小阴唇黏膜下有丰富的神经分布,故感觉敏锐。

③阴蒂。阴蒂位于两侧小阴唇之间的顶端,是一个长圆形的小器官,末端为一个圆头,内端与一束薄的勃起组织相连接。勃起组织是一种海绵体组织,有丰富的静脉丛,又有丰富的神经末梢,故感觉敏锐,受伤后易出血。女子的阴蒂相当于男子阴茎的龟头。

④前庭。两侧小阴唇所圈围的菱形区称前庭。其上为阴蒂,下为阴唇系带,两侧为小阴唇。尿道开口在前庭上部。阴道开口在它的下部。此区域内还有尿道旁腺、前庭球和前庭大腺。

⑤阴道口。阴道口由一个不完全封闭的黏膜遮盖,这黏膜叫处女膜。处女膜中间有一孔或者多孔,经血即由此流出。处女膜孔的大小及膜的厚薄各人不同。处女膜破后,黏膜呈许多小圆球状物,成为处女膜痕。

⑥前庭球。前庭球系一对海绵体组织,又称球海绵体,有勃起性,位于阴道口两侧。前与阴蒂静脉相连,后接前庭大腺,表面为球海绵体肌所覆盖。

⑦前庭大腺。前庭大腺又称巴氏腺,位于阴道下端,大阴唇后部,也被球海绵体肌所覆盖。它是一边一个如小蚕豆大的腺体。它的腺管细长,约为1.5~2厘米,开口于小阴唇下端的内侧,腺管的表皮大部分为鳞状上皮,仅在管的最里端由

一层柱状细胞组成。性兴奋时分泌黄白色黏液,起滑润阴道口作用,正常检查时摸不到此腺体。

(2)女性内生殖器。

女性内生殖器包括阴道、子宫、输卵管及卵巢。如图7-3和7-4所示。阴道是经血排出和胎儿自母体娩出的通道,又是性交器官。

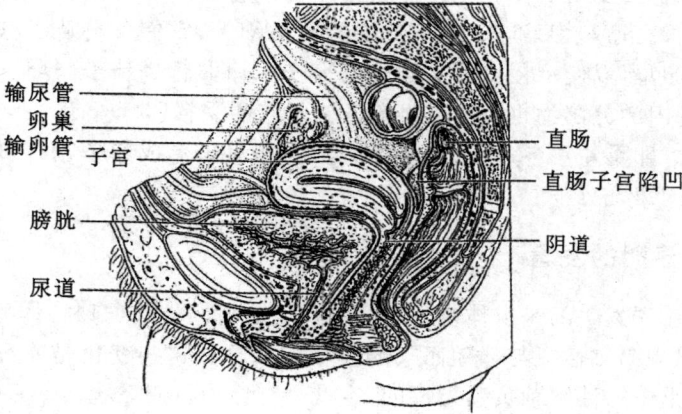

图 7-3　女性内生殖器1

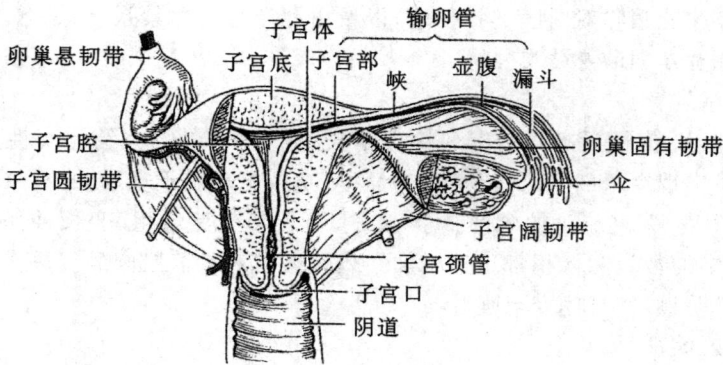

图 7-4　女性内生殖器2

①阴道。阴道是连接外阴和子宫的一条线管状肌肉组织。其肌肉内分布着网状微血管,性交时会扩张充血。通常阴道壁是紧闭着的,只有在使用棉条式月经纸或阴茎插入或者分娩时,才扩张开来。阴道长约7厘米,并能在性交时自行伸缩;上端与子宫颈连接。阴道的前面是膀胱,后面是直肠,四周则由坚韧的骨盆和肌肉所保护。除非是阴道受伤或发育不健全,否则阴道不论形状大小都可以进行性交。因此,如果阴道正常,而在进行性交时却有困难,则必定是由于心理因素所造成的。

②子宫。子宫位于骨盆中,其形状像梨子,正面看呈三角形。子宫是由肌肉组成的呈空腔状的器官。其内壁覆有一层子宫内膜。成年女性的子宫内膜会发生周期性的变化而脱落,伴有出血,即月经来潮。子宫上部为子宫体,下部为子宫颈。子宫颈口呈细条状,子宫体与子宫颈之间较宽而呈空腔状。子宫颈下端连着阴道。子宫平时是紧贴在膀胱上的,与阴道成90度角;而当膀胱膨胀时,它就会往后倾斜,这种现象称为子宫后倾。子宫体与输卵管相连接。

③输卵管。输卵管是连于子宫上方的两条细管,它们各自从子宫上端向卵巢伸延而接通卵巢,以便承接由卵巢排出的卵子。输卵管是精子与卵子会合受精的地方,同时管内的分泌物也滋养了将输送到子宫的受精卵。

④卵巢。卵巢左右各一个,均呈椭圆形。卵巢可形成卵子,属内生殖器,对应于雄性体内的睾丸。

7.1.2 青春期的发育

青春期首先发生的是身体变化,主要包括三方面:体格(身材、体型)发育,性器官的成熟,出现第二性征与伴随而来的性功能发育。这些变化是受大脑皮层控制的下丘脑—垂体—性腺轴负责指挥的,也就是神经内分泌系统。

学习青春期发育知识,女性不仅应懂得自己的发育,还应了解男性的发育,反过来男性也是如此,因为只有这样才能知道异性的特点,学会性别平等,相互尊重,也只有这样才能消除对"性"的神秘感,以及由此产生的性紧张、性焦虑。

1. 男性青春期的身体变化

(1)体格发育。

10~13岁,男性身高开始出现快速增长,称生长突增,大约比女性要晚2年,下肢是最早出现突增的,因此人显得高而瘦,其后出现躯干突增,身材恢复匀称。

11~17岁,睾丸分泌的雄性激素(睾酮)可促使骨骼增粗、变长,同时促使肌肉发育,肌纤维的数量和体积都迅速增加。雄性激素对骨骼肌肉的促进作用在肩膀、胸部表现最明显,使身体变得强壮。

(2)第二性征。

在生长突增后一年左右出现阴毛。最早出现于阴茎根部和耻骨联合处,毛短小而色淡,逐步向下、向两侧发展,形成一个倒三角形,毛变得黑而长,即将进入成年时,继续向下延伸覆盖整个会阴,色黑质硬。

阴毛出现后一年左右出现腋毛,开始出现在腋窝外侧,颜色浅而淡,逐步向腋窝中心和内侧扩展,颜色变深、质变硬。

12~15岁,开始出现体毛,集中于脸、腋下、阴部、腹部、胸部、胳膊、腿及臀部,正常人之间有明显的个体差异,遗传倾向明显,成熟男性体毛遍布身体的所有部位。

胡须通常比腋毛更晚出现,起始于唇颌部,质细而色淡;逐步扩展到整个口周,色黑、质硬、浓密。

喉结几乎和腋毛同时出现,喉部软骨向外突出形成喉结是男性特有的外形标志。

13～15 岁,出现变声,由于雄激素分泌增加,使声带变得更长更厚,声音由此变得低沉浑厚。变声期间有些男孩声音会出现嘶哑,或变得又高又尖细,使自己难堪,这些变化是短暂、正常的,1～2 年后就会改善。

(3)性器官和性功能的变化。

阴囊和阴茎发育通常始于 13 岁,2 年后发育到成人水平,不同男孩在外生殖器的发育上有很大差异,就个体而言有明显的阶段性表现,据此可分为五期:

一期,青春期发育前,大小随年龄略增长,但总的外观无变化。

二期,阴囊开始增大,颜色开始变红。

三期,阴茎变长、变粗,阴囊继续增大并出现皱褶,开始具有收缩功能。

四期,阴茎的长度、直径继续增加,阴茎头形成,阴囊色变暗红,皱褶继续增多,开始出现收缩功能。

五期,形状完全同成人。

阴茎勃起始于婴儿期,12～18 岁青春期可能会更频繁出现。男性一生中都会发生自发性阴茎勃起,青春期勃起次数明显增多,无论是否接触到物理性刺激(例如用手抚摸)都有可能发生。

13～17 岁,可出现首次遗精,完全是正常现象,不一定同时存在性刺激(如性幻想),第一次从尿道口排出白色黏稠状精液,约 2～3 毫升,有特殊刺鼻气味,干燥后在内裤上形成斑块。这属于正常现象,但不等于完全成熟,是男性性成熟过程的里程碑。其后每隔一段时间均可发生,通常发生于睡梦中,称"梦遗"。

(4)其他变化。

70％男性青少年青春早期可出现暂时性的乳房发育现象,一侧或双侧乳晕下出现纽扣大硬块,轻度触痛感,少数甚至乳晕和乳头也轻度发育,因激素分泌暂时性不平衡而引起,间隔半年甚至一年自动消退。

11～20 岁期间皮脂腺分泌更活跃,过度旺盛者常导致痤疮(青春痘)出现,多数自青春后期开始消退,少数人可持续到成年期。

2. 女性青春期的身体变化

(1)体格发育。

8～12 岁,出现女性生长突增,这是最早的青春期发育表现。表现同男性,也从下肢开始最后为躯干,逐步恢复到身材匀称,比男孩约早 2 年,小学阶段身高通常超过同龄男孩,其后才逐步被超越。

体脂增长在 8～9 岁,身高突增开始时体脂比(是指人体内脂肪重量在人体总重量中所占的比例,它反映人体内脂肪含量的多少)约为 15%;10～11 岁身高突增高峰时,体脂比略减至 13%,但总量未减少;13 岁时突增结束,体脂比恢复到 15%;17～19 岁青春期发育即将结束时,体脂比增大至 20%,成人为 20%～25%。

9～16 岁,体型与青春期发育早晚有关,大体分三型:

早熟型,突增开始早结束也早,身材相对矮,重心低,体脂比高,女性特征较明显;

中等型,介于早熟、晚熟之间;

晚熟型,突增开始晚结束也晚,身材相对瘦高,体脂比相对少,体型略偏向男性。

(2)第二性征。

8～13 岁,乳房发育是女性最早的青春期发育表现,和生长突增同时或更早出现。尽管个体之间差异大,但同一个体有明显的阶段表现,可分五期来评价青春期发育:

一期,青春期发育未开始,无腺体组织,外观无变化。

二期,乳晕扩大,颜色变深;出现少量腺体,乳头变高而结实,下有纽扣大硬块,称"蓓蕾状态"。

三期,乳头、乳晕继续扩大,颜色逐渐变深,乳房开始隆起,超过乳晕边缘。

四期,乳房逐步变大、隆起,从侧面可发现乳晕、乳头和乳房都已明显突起。

五期,发育成熟,已达到成人水平。

9～14 岁,出现阴毛发育,比乳房发育晚约 1 年,可分为以下五阶段:

一期,没有阴毛出现。

二期,阴唇周围出现少量、稀疏、略带淡黄色的绒毛状细毛。

三期,范围继续扩大,阴阜(大阴唇上方的隆起部位)出现中等量、卷曲、色深且较粗的阴毛,开始向侧面生长。

四期,阴毛的卷曲度、浓密度已接近成人水平,但耻骨覆盖区域略小于成人。

五期,达到成人水平。

腋毛出现最晚,一般于 12～19 岁,从外侧开始逐步扩展到中央和内侧部,量由少至多,色由淡至深,质由软至硬,个体差异大,受家族、种族遗传影响明显。

(3)性功能的变化。

8～16 岁,女孩出现月经初潮,其后逐步形成月经周期,这是女性性发育的里程碑,但不等于完全成熟。此时卵巢重量只有成年女子的 35%,初潮后身高增速减慢,并逐步停止,体脂累积程度则继续进行。

7.2　性道德教育

性道德是人们在性生活中应遵守的准则,不仅表现为一定的观念、情感和思想,而且是制约人类性行为、调节性关系的所有行为准则的总和。人们应遵守的性道德主要包括三个方面:一是性道德观念,即指导性行为的思想意识。二是性道德规范,主要依据善和恶、正当和不正当及其犯罪等观念,指导自己的性行为,同时评价他人的性行为。三是性道德情感,即在处理性关系、性行为中应具备的心理情感。

树立正确的性道德观念是养成良好的性道德的思想基础。只有性道德观念正确了,才能明辨是非,区分善恶,懂得美丑,才能知道什么可以做,什么不可以做,才可能养成良好的性道德。树立正确性道德观念要认识到:爱是奉献而非占有,爱情观要严肃和认真,在性关系方面要自尊和自爱,为对方负责,约束自我,并尽早树立人生目标。

我国青少年从性成熟开始,到法律规定的可以实现性行为的年龄之间,有近十年时间。这十年正是人的社会化过程。因此,必须逐步养成正确的性道德观念。青春期养成的性道德观念是终生性道德的基础。

7.3　建立安全的性行为

人类的性行为更多时间是为了获得心理及生理上的快感,而不仅仅是为了生殖繁衍。普遍认为理想的性行为模式是:男女双方身心发育均已成熟;在双方平等、自愿的基础上,真心相爱、相互忠诚;性关系正常,注意使用避孕方法;并能做到对性行为可能产生的后果有心理准备,同时能对其承担责任的性行为。

当达不到理想的性行为模式时,就要注重"安全性行为"。"安全性行为"即指所发生的性行为能显著减少各种性传播疾病、HIV 感染和非意愿性怀孕的发生。为达到该目的,核心措施是减少和性伴侣的体液(包括男性的精液、女性的阴道液、血液和其他体液)接触,需强调此处所指的"安全"性行为是相对的,只能减少风险而不能完全杜绝。

常用的能使性行为变得较安全的保护性措施,一般是通过物理作用隔绝性行为时体液接触与交换。正确采取这些措施既能有效减少感染性病、艾滋病的风险,也可以避免怀孕。常用的措施包括男用安全套、女用安全套、润滑剂等。

7.4　正确使用安全套

7.4.1　安全套的起源

安全套产生的初期,是用于防止性病和一些传染病的传播,所以曾被称为"阴茎套"。据说远在三千年前,古代埃及人就会使用安全套。16 世纪时,欧洲出现了梅毒,流行在意大利贵族和法国军队中,由于无特效药治疗,意大利解剖学家发明并推出了用麻布制作的阴茎套,用于预防性传播疾病而卓有成效。17 世纪后叶,英国皇家医师受膨胀鱼鳔的启发,戴上鱼鳔与妻子同房,避孕效果满意。在将此法献给英王妃用以避孕之后,传入民间成为预防性病的方法。18世纪法国的性学家研究出用动物肠衣制成的阴茎套,既可以预防性病,又可避孕,后因脱脂处理后的生物材料(羔羊和鲨鱼的盲肠)无伸展性而昙花一现。1840年,硫化橡胶发明成功,制成的橡胶避孕套很不理想。因为这种套壁厚、质地差,容易老化和破裂,使用不当极易滑脱,所以应用并不十分广泛。1930年,橡胶工业的进一步发展诞生了乳胶,从此开始了现代安全套的规模生产。

二战后,随着世界人口的急剧增加,各国相继开展计划生育,控制人口出生,阴茎套作为男用避孕工具,才被正式命名为"安全套"。

7.4.2 安全套的规格

安全套的规格按开口部直径大小可分为大、中、小、特小等四种型号,开口部直径35毫米为大号(周长约110毫米,宽度55毫米),33毫米为中号(周长约104毫米,宽度52毫米),31毫米为小号(宽度49毫米),29毫米为特小号。

安全套的量度标准是将它拉开后摊平,再测量其中段的宽度,欧美等国家主流产品一般是55毫米,而国内绝大多数产品规格都是52毫米,亦即圆周104毫米,即人们平常所说的中号。

许多人不知道安全套还有大小之分,因为安全套生产有2厘米的公差,且有较大的弹性,标准安全套可以满足绝大多数人的需要。但一小部分人因为生殖器官的个体差异,对安全套大小的需求也不同。安全套过大,性生活时精液容易溢出,从而降低了避孕效能,且增加传染性病的可能性。另外,安全套过大也会影响性生活的感觉,挫伤男性的自信心。而如果经常使用过于紧窄的安全套,会令生殖器出现缺血和血液循环不良,阴茎组织和神经缺氧,进而使海绵体受创,严重者会产生阴茎硬结症,导致性无能。

7.4.3 安全套的类型

按照安全套的厚度,可分为普通型、薄型、超薄型。所谓厚度,指的是安全套的单层壁厚,一般为0.04~0.07毫米,最薄的仅为0.03毫米。

安全套的形状为圆柱形,具体可分:①普通型(光面或平面型),其顶端有贮精囊,体部平滑;②尖端膨大型;③紧缩型,在安全套的体部制成1~4个绞窄段。

从对安全套体部胶膜的表面加工来看,有颗粒型、螺纹型之分。颗粒型又有大小颗粒之分。螺纹型还称环纹型。这种加工处理的安全套或多或少可以增加对阴道壁的刺激,提高性生活质量。以上两种类型的安全套常常被称为异型安全套。

润滑型安全套根据润滑剂的不同,有硅油型安全套和水溶性安全套之分。初期生产的橡胶安全套均无润滑剂,使用时由于过分干涩常引起套膜破裂或损伤阴道黏膜,美国人最先在安全套上涂抹甘油和乙二醇等润滑剂,1960年开始使用硅油。我国早年生产的安全套以滑石粉作润滑隔离剂,因滑石粉常导致慢性宫颈炎及皮肤过敏症而被淘汰。从 20 世纪 80 年代起,我国开始使用甲基硅油润滑剂,它不但具有润滑作用,而且无任何刺激性,既卫生又适用。近年来我国市场上又出现了水溶性润滑剂的安全套。

彩色安全套。用乳胶浸渍而成的安全套应呈透明无色或淡乳白色。目前我国市场上也有彩色安全套销售。彩色安全套的问世,一方面是为了改善一些人对安全套的反感心理,另一方面也是为了增加吸引力。人们可根据对颜色的偏爱或当时的心境情绪,选择使用不同颜色的安全套。

香型安全套。在我国,这是自 20 世纪 90 年代初推出的添加了各种香料的一种安全套。添加的香料类型有玫瑰香型、桂花香型等。

药物型安全套。这类安全套上添加了壬苯醇醚杀精剂、消炎药、性兴奋延缓剂、助勃剂等而称为双保险型、药物型、延缓型的安全套。

根据密封包装材料的不同,分为简装和精装安全套。简装安全套是用塑料薄膜包装的,此种包装密封性和避光性都较差;精装安全套是用双面或单面铝箔包装的,此种包装避光性和密封性能都比较理想。

根据使用的主体不同,分为男用安全套、女用安全套。与男用避孕套不同,女用安全套的两端分别有一个易弯曲的环:内环完全封闭,使用时将其紧贴地延伸至阴道的末端;而外环在性交过程中始终置于阴道口外部。

根据不同的性取向及特殊的爱好,还有两款另类安全套:一款是适用于同性恋人群的"同志"套;另一款是"口用"安全套——女生口交套。

"同志"安全套主要是针对男性同性恋性行为的特点,提高了产品的拉伸强度(超过普通套 150%,超强加厚套身),没有储精囊,套身本身不带润滑剂,而是每只安全套配有专用润滑剂。当然这种安全套也不局限于"同志"之间。

"口用"安全套形状大小也与普通安全套没有太大区别,也是少了前端的储精囊,同样少了普通安全套上附着的润滑剂,而是添加了食用香精,目前已经开发出了香蕉、草莓、哈密瓜、水蜜桃等多种香型的"口用"安全套。

7.4.4 安全套的用法

1. 男用安全套的使用方法（见图 7-5）

(1)每次性行为前,必须用一个新的胶质安全套;必须在性交开始前,勃起后戴上。

(2)小心撕开独立密封的包装袋,避免用剪刀一类的利器。

(3)用手指捏住安全套前端,把空气挤出,再套在勃起的阴茎上。

(4)保留安全套前端的空间。

(5)保证安全套套住整个阴茎。

(6)如果需要,应选用水质润滑剂,油质润滑剂(如甘油、白凡士林)会导致安全套破裂。

（7）射精后，趁阴茎仍然勃起，应紧握着安全套边缘把阴茎抽出。

（8）切勿把安全套长期放在钱包内或接近热源的地方。

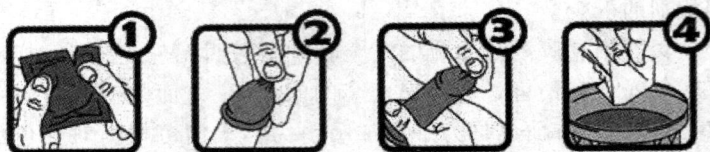

图7-5　男用安全套的使用方法

2.女用安全套的使用方法（见图7-6）

（1）开口环与内环：开口环将完全保护阴道口，内环用来固定其在阴道内的位置。

（2）如何拿套：用拇指和中指捏住内环，将食指抵住套底，或紧捏内环即可。

（3）如何置入：选择一种舒服的方式（躺下或双腿分坐着，或是一条腿搁在椅上站立），捏紧内环，将套送入阴道内，越深越好，直至感觉已到正确位置即可。注意：它不会因进入太深而造成伤害。

（4）确保位置正确：应确保安全套主体未被扭曲，而且开口环始终置于阴道口外端。

（5）如何取出：为避免精液倒流，请在起身前取出安全套。取出时捏紧并旋转开口环的同时缓地将套拉出。

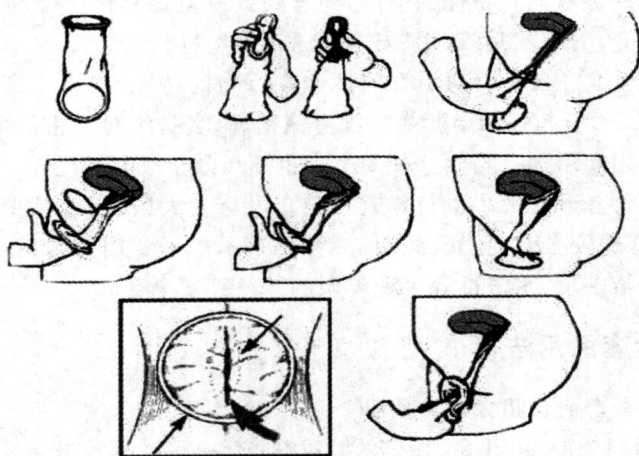

图7-6　女用安全套的使用方法

7.4.5 安全套的选购

1. 包装

优质名牌安全套为了维护其名牌产品的形象,而尽量以比较含蓄或中性的面貌出现。劣质安全套为吸引消费者的注意,它们往往会采用一些非常煽情甚至淫秽的包装设计。

优质名牌安全套印刷精美、清晰;劣质安全套在包装设计上过分"节约",外包装盒或是纸质低劣,或是印刷模糊。

优质名牌安全套外包装至少应包括安全套规格,内装安全套数量,安全套的标称宽度,制造商、批发商或销售商的名称,有效日期,制造厂的备查参考标志,贮存指南,安全套型号等;劣质安全套的外包装上上述信息或者没有,或者不全。

2. 保质期

有的人以为安全套像食品一样越新鲜越好,其实不然。刚生产出来的安全套经过添加润滑剂后保存在密封包装内,此时乳胶的化学特性决定了它的弹性和质感比较差。一般经过半年到一年的存放之后,乳胶的化学键部分断裂,并与润滑剂发生一定程度上的物理或化学反应,此时的安全套无论在质感上或弹性上均达到最佳状态。一般来说,出厂一年到两年之间的安全套最适合使用,三年以上的安全套容易发脆,质感也变得略发涩,同时内部添加的润滑剂被乳胶吸收得差不多了,润滑效果大打折扣。

3. 品质

优质安全套呈现乳白色或略带淡黄(有色的安全套除外);质地均匀;有较强的弹性和柔软性,有超强的韧性和延展性,无变脆、变黄;在拉伸回弹后无变形。

4. 谨慎选用情趣安全套

由于情趣安全套添加了其他的物质,更容易变脆老化。同时其中添加的物质也可能造成使用者过敏。带花纹、螺纹等有附加物的安全套,相对而言比较容易破裂。

谨慎选用双保险安全套,它们大都通过添加某种杀精剂,能有效降低意外受孕的危险,但它也刺激并损害黏膜,增加感染的概率,并不十分保险。

5. 价格

不同品牌、种类的安全套价格也不同,其中杜蕾斯价格较贵,杰士邦稍便宜,国产优秀品牌价格大概是杜蕾斯的一半,有桂林高邦、广州第 6 感、青岛双蝶等。

7.4.6 使用安全套的好处

(1)安全套可以有效防止性病及艾滋病传播。

(2)没有药具的多种毒副作用,避孕效果好。

（3）安全套有不同的造型、颜色、香味、材质及尺寸，使性爱更有趣。

（4）辅助治疗某些男子性功能障碍：男子早泄采用避孕套，可降低龟头的局部兴奋性，有助于延长性交的时间。

（5）安全套提供女性更安全的保护，阻断包皮垢与子宫颈的接触，降低患子宫颈癌的概率。

（6）使用安全套清爽，免除清理的麻烦，可使性爱过程更干净。

（7）只有性交时应用，不易忘却，用后即弃，方便卫生。

（8）安全套多数涂有硅油等润滑剂，性交时不会感到干涩。遇到阴道分泌物少的女性时，还可加抹润滑剂增加滑润的程度。

（9）有个别女性对精液过敏，性交时采用安全套可防止发生过敏反应。

另外，女用安全套还具有一些男用安全套所不具备的优点。首先，女用安全套能够深入阴道深处并且与阴道完全贴合能更好地达到避孕效果。其次，女用安全套可以大面积地覆盖阴道更有效地防止性病、艾滋病的传播。最后，由于女用安全套需要在性交前置入，避免中途戴套时暂停性交，因此对性快感的影响明显小于男用安全套。

第8章 反对歧视,提供支持和关爱艾滋病患者

歧视是指一个人或一个群体受到另一个人或另一个群体所持有的偏见,由此产生的内心的"耻辱感"和由此表现出的不平等、不公平态度、行为。迄今为止,仍有相当多的人对 HIV 感染者和艾滋病患者持错误的认知和态度,使这部分本来就处于艰难环境的人得不到同情、理解、关怀和帮助,相反却备受冷遇、反感、厌恶、孤立和敌视,失去尊严和隐私,甚至失去生存、生活条件。HIV 感染者和艾滋病患者是疾病的受害者,社会和家庭应为他们营造一个友善、理解、健康的生活和工作环境。

为加强艾滋病防治工作,维护正常经济社会秩序,遏制艾滋病流行蔓延,我国已在立法、司法、政策方面,就反对歧视艾滋病相关人员问题形成基本完善的体系。国务院颁布的《艾滋病防治条例》明确规定:任何单位和个人不得歧视艾滋病病毒感染者、艾滋病患者及其家属。艾滋病病毒感染者、艾滋病患者及其家属享有婚姻、就业、就医、入学等合法权益并受法律保护。我国政府还出台了预防艾滋病"四免一关怀"政策,为 HIV 感染者和患者及家人提供医疗服务、社会和家庭综合关怀与支持的策略。通过加强全民宣教,普及艾滋病相关知识,消除公众对艾滋病的恐惧感,是防止对 HIV 感染者、艾滋病患者及其家属采取歧视行为的关键。

反对歧视,提供支持和关爱艾滋病患者有利于帮助 HIV 感染者和艾滋病患者改善日益恶化的健康状况,帮助他们在不受歧视的环境中生活,提高生活信心与质量;帮助他们解决维持基本生活的条件,促进对社会生活的适应性与能动性;给予心理、情感上的支持,使其能融入正常的生活;帮助他们获得预防和治疗艾滋病的有关知识,提高自我照料与治疗的信心与技能。同时,通过社会环境的改善,有效地减少歧视,减轻 HIV 感染者和艾滋病患者的报复心理,有利于社会稳定和经济发展。

艾滋病关爱支持工作是全社会整体利益的需要,要靠全社会共同参与、多部门共同实施。在工作层面上主要以医疗机构、社区和家庭为基础开展,同时还应包括 HIV 感染者和艾滋病患者自身的自我关怀。HIV 感染者和艾滋病患者应该正视自己已被感染的事实,同时认识到,只要保持乐观的情绪,感染者生存时间的长短在很大程度上是可以自己把握的,因此应正确地对待这种疾病和享受生活,学会与艾滋病病毒共同生存。

第 9 章　艾滋病相关知识问答

1. 怎样知道是否感染 HIV?

人体感染上 HIV 后,在相当长的一段时间内没有明显的症状和体征,因此,从自我感觉和外表上无法确认是否感染。但感染后人体会产生 HIV 抗体,此种抗体不能保护人体,只表明人体感染了 HIV。无论谁想知道自己是否感染 HIV,都必须到艾滋病检测机构抽血化验,检查血液中的 HIV 抗体。只有确证试验结果阳性才能诊断为 HIV 感染。

2. 窗口期是怎么回事?

人体感染 HIV 后,一般需要 2 周的时间才能产生抗体。"窗口期"是指人体感染 HIV 后到外周血液中能够检测出 HIV 抗体的这段时间,一般为 2 周~3 个月,少数人可到 4 个月或 5 个月,很少超过 6 个月。在这段时间内,血液中检测不到 HIV 抗体,但人体具有传染性。"窗口期"的长短与检测试剂的灵敏度有关,近些年"窗口期"的时间随着 HIV 抗体检测试剂的发展在缩短,现在使用的第三代初筛检测试剂,"窗口期"已缩短至 3 周左右。如果检测的时间处于"窗口期",结果是阴性,则应在 6 个月后再采血作一次检查,方可明确诊断。

3. 什么是同性恋?

同性恋是指以同性别的人为对象的性爱倾向与行为;同性恋者则是以同性为性爱对象的个人(男人或女人)。《中国精神障碍分类与诊断标准》(第三版)已将同性恋从心理疾病中划分出去,不再认为其是一种病态。

4. 为何同性性行为更易感染性病、艾滋病?

这是由男性同性性行为的方式和特点决定的。首先,男性同性恋者多存在多性伴现象,而多性伴是感染性病、艾滋病的主要原因。其次,男性同性性行为的特殊性交方式是引起感染和传播性病、艾滋病的重要原因。他们多采用肛交和口交方式,这两种方式都有感染的危险,尤其是肛交,因为:

①肛肠的黏膜薄而娇嫩,其下有丰富的毛细血管,肛交时极易引起破损出血造成病原体直接从肛门、直肠破损处侵入,直接进入血液;

②直肠内的碱性环境更适宜于病毒生存繁殖;

③直肠内很少有抗体分泌,直肠壁内的朗格汉斯细胞可以直接接受病毒,并被其感染后大量繁殖,造成感染。

口腔黏膜薄且易损,也存在丰富的朗格汉斯细胞,口交时会因牙齿损伤口腔黏膜或因口腔内炎症破坏了口腔黏膜的完整性而接触到阴茎射精前的分泌物和精液而造成感染。

综上所述,男性同性性行为更易感染性病、艾滋病。

5.对于同性恋者什么是安全和不安全性行为?

安全的性行为分三个层次:禁欲、保持性伴专一、正确使用安全套。

对于男同性恋者来说安全的性活动包括:浅接吻、拥抱、摩擦、相互手淫、股间性交、性幻想、按摩、使用性玩具(不与他人共用)等。

不安全的性行为包括:多性伴、不固定性伴、有体液交换的性接触。

对于男同性恋者来说不安全的性活动还包括:无保护的口交、无保护的肛交、肛吻、用手指或拳头肛交、共用性玩具等。

6.男性同性恋者常见的性病有哪些特点?

男同性恋者常见的性病与男同性恋的性活动方式有密切关系。如淋病和衣原体感染在男同性恋中除表现为淋菌性尿道炎、非淋菌性尿道炎外,还常见淋菌性咽炎、淋菌性直肠炎、衣原体直肠炎。尖锐湿疣除发生在生殖器部位外,还多发于肛周和直肠内。梅毒的硬下疳除发生在生殖器部位外,还可见于肛门、唇、手、口腔黏膜等部位。另外,肛交还可传播许多肠道传染病,如:蓝氏贾第鞭毛虫病、粪类圆线虫病、隐孢子虫病、甲型肝炎等。根据男同性恋者常见性病的特点,医务人员在为男同性恋者体检时应特别注意一些特殊部位、特殊病种的检查。

7.口交能感染艾滋病性病吗?

口交同样能传染艾滋病性病。和肛门性交或阴道性交比较,口交感染艾滋病的危险性较低,但并不是没有危险。口交传播 HIV 并不需要一个明显的破裂伤口或出血的牙龈,因为极小的创口和擦伤就可能成为病毒进入的门户。美国的一项研究发现,多达 8% 的同性恋男性中 HIV 的感染是因为口腔性行为引起。此外,通过口交还可感染淋菌性咽炎、口腔咽部的尖锐湿疣、梅毒等性病。所以,在进行口交时也要采取戴安全套等保护措施。

8.肛交时能否使用石蜡油等做安全套润滑剂?

肛交时不能使用石蜡油、雪花膏、唾液、牙膏、克霉唑软膏等做安全套润滑剂。因为石蜡油、雪花膏是油性润滑剂,它能增加安全套的脆性,使安全套更容易破裂。唾液既不卫生也不能起到很好的润滑作用。牙膏不仅不能起到润滑作用反而牙膏内的微小颗粒会对安全套有磨损作用。有些人用克霉唑软膏做润滑剂认为既能润滑又能防病,实际上克霉唑软膏并不是水溶性的,而且只对霉菌感染有效,对细菌和病毒感染无效。所以,克霉唑软膏既不能作为润滑剂也不能起到防病的作用。

9.哪种性交方式感染 HIV 的危险大?

在几种性交方式中其危险程度由高到低依次为:肛门性交的被插入方→肛门性交的插入方→阴道性交的女方→阴道性交的男方→口腔性交的被插入方→口腔性交的插入方。

10.针头刺伤后危险性有多大?

研究资料显示:被 HIV 污染的针头刺伤后,发生 HIV 感染的概率为 0.33%

(20/6135)。美国疾病预防控制中心进行的一项研究显示,影响针头刺伤后感染 HIV 的危险性因素包括:

①刺伤的深度;

②针头的性质(空心比实心更危险);

③有可见的血液从伤口溢出;

④针头刺伤了静脉和动脉;

⑤污染源来自感染早期和晚期 HIV 感染者(病毒载量高)。

11. 蚊子叮咬会传染 HIV 吗?

蚊子叮咬不会传染艾滋病。这可以从实验室的科学研究结果和艾滋病的流行病学研究结果两个方面证明。

实验室科学研究结果从以下几个方面否定了蚊子叮咬会传播艾滋病的可能性:

第一,艾滋病不能像疟疾、登革热、流行性乙型脑炎等通过蚊子传播。后面这几种疾病的病原体在蚊子体内能存活并增殖,然后到达蚊子的唾液腺,在蚊子叮咬人时,将含有病原体的唾液注入到人体内使人感染。但 HIV 在蚊子体内不能存活,它被蚊子作为食物消化掉了。

第二,叮咬了 HIV 感染者的蚊子口器上的 HIV 数量远不足以感染它叮咬的下一个人;另外,当蚊子叮咬人被打死时,从被叮咬的皮肤创口进入人体内的 HIV 数量远不足以引起感染。

第三,蚊子在叮咬吸血时,不会将它已经吸到肚里的血(它的食物)再反吐到被叮咬人的体内。

艾滋病的流行病学研究结果也否定了蚊子叮咬会传播艾滋病的可能性。从艾滋病开始流行到现在,所有已被感染的人都是经血、性或母婴垂直渠道被感染的。并没有因为蚊子叮咬而使世界上千万个感染者的父母、兄弟、姐妹被感染,虽然他们大多数常年生活在一起。

12. 接吻会染上 HIV 吗?

社交型的浅接吻绝对不会感染艾滋病。

浪漫型的、双方的唇舌绞在一起的深接吻或叫法国式接吻,也只是在理论上存在着趋近于零的感染的可能性。这种感染的可能性只有当双方都有牙龈出血或口腔溃疡时才存在。

13. 在游泳池游泳有感染 HIV 的危险吗?

在游泳池游泳不可能感染上艾滋病。因为 HIV 要进入到人体的血液系统或淋巴系统才能引起感染,而在游泳池游泳,HIV 不能穿过皮肤进入人体内。此外,游泳池的水中含有漂白粉,能很快杀死 HIV。即使游泳池水中含有 HIV,其单位体积中所含的 HIV 浓度极低,也不足以引起感染。有一个实例可以打消大家的顾虑。在 1988 年韩国汉城奥运会的男子跳板跳水比赛中,美国的跳水王子洛加尼斯与中国的跳水新秀熊倪竞争非常激烈。洛加尼斯在倒数第二跳时头碰到了跳板，他的头皮被擦伤并流血（他出现在下一跳时，伤口已上了药并贴上了纱布），熊倪紧接着跳了下去。此后不久，洛加尼斯对外公开自己是 HIV 感染者，并退役。而熊倪并未因为跳入含有 HIV 感染者血液的游泳池而被感染，他在 2000 年奥运会上还为中国拿了金牌。

14. 与感染者和患者吃饭会感染 HIV 吗？

不会。因为 HIV 不能通过消化道进入人的血液循环系统。胃肠道里的酸性消化液能很快杀死病毒。

15. 感染 HIV 的女性能怀孕生孩子吗？

这个问题需要从医学、个人和社会三方面来回答。从医学上讲，如果不用抗 HIV 的药物，感染的孕妇有三分之一的机会将病毒传给胎儿或婴儿。从个人来说，虽然是否怀孕生孩子是个人的权利，但是，如果孩子被感染，一般来说五岁以前就会死亡，这对孩子来说非常不公平。如果孩子侥幸未被感染，他不久将会失去母亲；在很多情况下，由于妻子是通过性接触被丈夫感染的，孩子将会失去父母成为孤儿，他的一生将会很悲惨。从社会的角度来说，要承担治疗被感染的新生儿或是抚养孤儿到 18 岁的负担。从以上三个方面考虑，HIV 感染的妇女生孩子，于私于公都是弊大于利。所以，建议已被 HIV 感染的妇女最好不要怀孕生孩子；如已怀孕，建议做人工流产。

如 HIV 感染者坚持要怀孕，则应加强围产期与分娩时的监护。要到医疗条件好的医院分娩。分娩时要做好严格的消毒隔离，在医生的指导下进行预防性服药，推荐剖宫产和人工喂养，并做好新生儿的医学随访工作。

16. 输血、注射、治牙会感染 HIV 吗？

如果所输的血液经过严格的检测、注射用具真正做到一人一套、治牙用具也真正做到一人一套并且严格消毒钻头，感染 HIV 的机会是微乎其微的。但是，如果行医者没有严格执行血液检验及医疗消毒制度则有感染 HIV 的可能性。

17. 美容、理发、文身会感染 HIV 吗？

任何用具，只要是共用的、能刺破皮肤，又不能保证严格消毒，都有传播 HIV 的可能性。因此，在做美容、理发（特别是用剃刀修面时），要确信所用的器械已经过严格消毒。应避免文身，如果做的话，也要使用经严格消毒的器械。

18. 献血会感染 HIV 吗？

从理论上讲不会，因为你没有接受输血。但是，如果抽血的针头不是从未使用过的新针头，仍有一定的危险性。如果提取了血浆再把红细胞输回体内，且消毒得不到严格保证和操作不规范，危险性就更大了。

19. 怎样才能避免经性接触感染 HIV？

国际上公认的方法有以下三个：

第一，禁欲。也就是一辈子不发生性交。这是最保险的方法。

第二,忠诚。也就是两个未被感染的性伴彼此保持专一,不与其他人发生性交。这里必须强调的是"未被感染的性伴",这一点很重要。

第三,一贯、正确地使用安全套。一贯是指每次性交都使用安全套。如果有时用,有时不用,则影响效果。使用时要掌握正确的方法。要养成一贯、正确地使用安全套的习惯。

20. HIV 感染者和艾滋病患者有何不一样?

HIV 感染者是指机体感染了 HIV,但没有任何临床表现或出现了症状体征但不足以诊断为艾滋病(按卫生部诊断标准)的人。其对他人有传染性。

当 HIV 在人体内增长到一定数量时,人体免疫功能被破坏到一定程度,其他病原微生物就会乘虚而入,使人体发生各种严重的感染如腹泻、肺炎、念珠菌感染、神经系统的各种感染或肿瘤等,当出现的症状体征按照卫生部诊断标准足以诊断为艾滋病时,即称为艾滋病患者。

21. 什么是鸡尾酒疗法?

对于艾滋病的抗病毒治疗,开始是单用一种抗病毒药物如齐多夫定(AZT)等,后来发现很容易产生耐药性,影响疗效。1995 年美籍华人科学家何大一首先提出将两大类(核苷类逆转录酶抑制剂及非核苷类逆转录酶抑制剂为一类,蛋白酶抑制剂为一类)中的 2~3 种药组合在一起使用,即为"鸡尾酒疗法",又称"高效抗逆转录病毒治疗方法"(HAART),因其与鸡尾酒配制形式相似而得名。如选用双汰芝[含齐多夫定和拉米夫定(3TC)]和佳息患(英地那韦)联合使用等。此方法可使血浆中的病毒明显减少,甚至可以达到检测不出的水平;并且可以长期维持这一疗效。此外,经过治疗后还可使被 HIV 破坏的人体免疫功能获得恢复或部分恢复。这种联合用药的方法可以有效地延缓 HIV 感染者的发病时间,延长艾滋病患者的寿命,提高患者的生活质量。但也存在缺点,如无法彻底清除 HIV,有较大毒副作用如恶心、贫血、肾结石等,需长期服药,价格贵,需经常调整药物组合,否则也会产生耐药性等。有关专家正在针对这些问题不断研究和改进,在该疗法的基础上提出了不少改良的措施,如间歇疗法等。

22. 目前国内市场有哪些抗艾滋病药物?

(1)蛋白酶抑制剂:佳息患[英地那韦(indinavir)],有 2 种剂型,每片 400 毫克和 200 毫克。

(2)核苷类逆转录酶抑制剂:双汰芝每片含齐多夫定(ATZ)300 毫克,拉米夫定(3TC)150 毫克;惠妥滋[地丹诺新(ddI)],每片 100 毫克;赛瑞特[司坦夫定(d4T)],每片 20 毫克。

(3)非核苷类逆转录酶抑制剂:施多宁[依非韦伦(efavirenz)],每片 200 毫克。

23. 什么是 HIV 医院内感染?

HIV 医院内感染是指在医疗卫生服务中的 HIV 传播(包括患者传染给医务

人员,患者传染给患者和医务人员传染给患者)。通过医疗实践而将 HIV 传染给接受治疗的患者是最典型的例子。曾有报告,输入未经 HIV 检测的血液、接受牙科手术等治疗的患者感染了 HIV。

24.如何预防 HIV 医院内感染?

要防止 HIV 医院内感染就应当提高医务人员安全操作的意识,在医疗服务中执行普遍性防护原则,严格遵守预防医院感染的操作规程。要强调对每个病人、每次操作都要严格执行有关的规章制度,不能仅在处理 HIV 感染者或病人时才强调这些措施。

25.普遍性防护原则的操作内容是什么?

世界卫生组织推荐的普遍性防护原则,包括以下内容:

(1)安全处置锐利器具。

①无论在什么情况下,都不要把用过的器具传递给别人。

②在进行侵袭性操作时,一定要保证足够的光线,尽可能减少创口出血。

③千万不要向用过的一次性注射器针头上盖针头套。不要用手毁坏用过的注射器。

④在创口缝合时,要特别注意减少意外刺伤。

⑤把用过的注射器直接放到专门的桶(盒)中,统一处理。

⑥勿将锐利废弃物同其他废弃物混在一起。

⑦勿将锐利废弃物放在儿童可以接触到的地方。

(2)对所有器具严格消毒。

为保证消毒效果,器具必须用热水和清洁剂洗干净后再消毒。所有符合消毒规范的消毒程序都足以杀灭 HIV、乙型肝炎病毒和丙型肝炎病毒。表 9 - 1 为世界卫生组织推荐的规范消毒标准。

表 9 - 1 世界卫生组织推荐的规范消毒标准

	温度(℃)	时间(min)
蒸汽高温消毒	115	30
	121	15
	126	10
	134	3
干空气高温消毒	160	120
	170	60
	180	30

常用的灭菌方法足以使 HIV 灭活。常用的两种灭菌方法是煮沸和化学灭菌。煮沸是有效的灭菌方法。已清洗过的器具应煮沸 20 分钟。

化学灭菌法主要用于不能采用加热法灭菌的器具。以下三种常用的化学灭菌剂足以灭活 HIV:含氯灭菌剂,如漂白粉;2％双氧水;70％酒精。

（3）认真洗手。

医务人员的手常常带有病原微生物,这也是造成病原体在患者中传播的主要原因之一。医务人员手上沾着的体液,可以很容易地用肥皂和水清除干净。

（4）使用防护设施避免直接接触体液。

根据可能接触血液或体液量的多少,决定采用适当防护设施。常用防护设施包括乳胶手套、口罩、防护眼镜、隔离衣等。

（5）安全处置废弃物。

①运输废弃物的人必须戴厚质乳胶手套。

②处理液体废弃物必须戴防护眼镜。

③没有被血液或体液污染的废弃物,可按一般性废弃物处理。

26. STD、STI 是什么意思?

STD 是英文 sexually transmitted diseases 的缩写词,意思是性传播疾病。以前将这类疾病称为性病,指通过性行为而传播的疾病,比如梅毒、淋病、软下疳、性病性淋巴肉芽肿,它们被称为“经典性病”。20 世纪 70 年代后,将与性行为相关的疾病统称为性传播疾病,将性病家族从原先的 4 个成员扩大到 20 多个,增加了非淋菌性尿道炎、生殖器疱疹、尖锐湿疣、念珠菌性阴道炎、滴虫性阴道炎、细菌性阴道病、阴虱病、乙型肝炎及艾滋病等。目前在临床上为了方便,仍使用性病这一较为简便的名称,但其涵盖了性传播疾病所包括的范畴。

新近认为,引起性传播疾病的病原体感染人体后,并非总是引起有临床表现的“疾病”,相反,感染者多数并没有症状,但这种带菌或亚临床状态仍有传染性,或者仍可能对机体造成潜在病变,因此,不可忽视。故提出了性传播感染这一概念,包含了有症状的“疾病”与无症状的“感染”。性传播感染的英文为 sexually transmitted infections,缩写为 STI。

我国目前将下列八种常见且危害性大的性传播疾病列为重点防治的疾病:梅毒、淋病、非淋菌性尿道炎、生殖器疱疹、尖锐湿疣、软下疳、性病性淋巴肉芽肿和艾滋病。

27. 性病与艾滋病是不是一回事?

性病包括的范围较广,包括了 20 多种与性行为相关的疾病,其中就包括了艾滋病。尽管如此,由于艾滋病的危害性大,对公共卫生的影响严重,因此常将艾滋病单独列出,并称“性病艾滋病”。

性病与艾滋病有着密切的联系,表现在两者的传播途径相似,都是以性接触为主要传播途径。两者的防治措施(如健康教育、安全套促进等)也相同。感染了性病,可增加感染艾滋病的危险性,促进其传播。有效控制性病是预防艾滋病的重要手段。反之,被 HIV 感染的性病患者的性病症状较难治愈,结果会增加性病艾滋病传播的危险。

由此可以看出,性病与艾滋病密不可分,但是,两者不能混为一谈。另外,有的人认为得了性病会转变为艾滋病,这也是不正确的。

28. 性病能不能治好?

性病有很多种,有的容易治好,有的不容易治好。通常,我们将由细菌、衣原体、支原体、螺旋体等病原体引起的性病称为可治愈的性病,如淋病、非淋菌性尿道炎、梅毒(早期梅毒)、软下疳等。这些性病使用合适的抗生素治疗,均可达到临床和病原学治愈。

我们将另外一类由病毒引起的性病称为不可治愈的性病,如生殖器疱疹、尖锐湿疣。但这里所说的"不可治愈"指的是不能达到病原学治愈,这些疾病通过治疗可以达到临床治愈。目前的抗病毒药物对引起这些性病的病毒一般只能起抑制作用,尚无法彻底清除,因此感染了这些性病后,虽然可以达到临床治愈,但是病毒仍可能潜伏在人体中,这就是为什么部分患者生殖器疱疹或尖锐湿疣容易复发的缘故。不过,人体对这些病毒可逐渐产生较强的免疫能力,对病毒起限制的作用而对人体不再具有危害。

29. 性病是怎样传播的?

在人们的性活动中,如果有无保护性交和频繁变换性伴是容易得性病的。性病可以通过性接触、母婴、血液及污染的生活用具等多方面的途径传播,但是,性接触是最主要(占 90% 以上)的途径。这是因为:

(1)性交时一方生殖器病损中存有足够数量的病原体(如梅毒硬下疳或扁平湿疣中有大量的梅毒螺旋体),另一方的皮肤黏膜有可能直接接触到病原体。

(2)性交时生殖器处于充血状况,由于摩擦造成皮肤黏膜的损伤(可以是微小的损伤),有利于病原体的进入。尤其是肛交时,直肠下端为脆弱的柱状上皮,摩擦时很容易引起直肠黏膜破损,导致感染性病、艾滋病。

30. 性病必须有过性接触才能感染上吗?

不一定。有少数患者可以经过母婴、血液及污染的生活用具而感染,与性接触无关。孕妇患有梅毒或艾滋病时,可通过胎盘感染胎儿;孕妇得其他性病如淋病、尖锐湿疣,新生儿出生通过产道时,可以被传染上。性病也可能通过使用被病原体污染的血液、注射器等传染。在极少数情况下,性病可以通过破损的皮肤黏膜接触污染的生活用品,如马桶圈、浴巾、被褥等传染。但一般日常接触如握手、拥抱、一起进食等是不会传染的。

31. 在游泳池游泳会不会得性病?

游泳池的水温较低,并含有漂白粉等消毒剂,不适合淋球菌、梅毒螺旋体等性病病原体存活。曾有防疫部门专门对某些游泳池的水作了检测,未查出这类病原体。另外,即使在游泳池水中含有病原体,也被大量的池水稀释,很难达到感染所需的数量。因此,一般来说通过在游泳池游泳感染性病的可能性不大。但是,使用公用浴巾、浴盆、游泳衣等则有被感染上性病的可能。

此外,有的游泳池消毒制度不严格或根本不消毒,也可能会传染其他疾病。外出游泳应到卫生条件和管理较好的游泳池去,并注意个人卫生,自带毛巾、游泳衣裤等以防止被传染。

32. 在外住旅馆会不会得性病?

有人担心,在外住旅馆会不会因为坐便器、床单、毛巾等消毒不严格而感染性病。有的性病确有可能通过这些途径传染。梅毒螺旋体在潮湿的毛巾和物品上可存活几个小时,淋球菌在潮湿的毛巾、衣物上可存活 10～24 小时,在坐便器上也可存活数小时。因此,如果坐便器、毛巾等刚刚被性病患者使用过,患者带有病原体的尿液、分泌物等污染了这些物品,健康人接着使用,就有可能被间接传染。不过,这种传染的机会毕竟非常少见。现在的正规旅馆都有相应的消毒措施,因此,无须过于担心。但是如果是非正规的旅馆,消毒措施不严格,或者使用公共厕所的坐便器,则需要提高警惕,采取必要的防范措施,如尽量用蹲式便器;如只能用坐便器,可事先在马桶圈上垫一张卫生纸,便后弃去;不使用别人用过的毛巾、浴盆等。

33. 洗桑拿会不会得性病?

桑拿房中的温度很高,性病病原体很快失活,因此桑拿房中不太可能传染性病。不过,现在有些桑拿房为顾客提供内裤及毛巾。如果提供的这些物品并非一次性使用,且不进行消毒或消毒不严格,就有被传染上性病的危险。

34. 输血会不会得性病?

曾经有报道极个别输血后发生梅毒的病例。使用被性病病原体污染的血液、血制品、注射器有感染的可能性。现在,医疗用血都要求进行严格的检验,包括梅毒、艾滋病、乙型肝炎、丙型肝炎等。提倡义务献血,使通过血液途径传播性病的机会大大减少。然而,也要看到,目前仍有少数医疗单位临床用血存在问题,曾有报道说在某地非法采血站查获了大量污染性病病原菌的血液,如果使用了这些血液,后果不堪设想。因此,预防输血感染性病,个人能做到的是尽量减少输血,如果必须输血,一定要确认血液是经过梅毒、艾滋病等严格检验的。

35. 性病的危害有哪些?

性病对个人的危害很大,它影响健康,如治疗不及时、不彻底可造成各种并发症、后遗症。如梅毒,晚期梅毒可引起神经、心血管及骨的损害,孕妇还可传染胎儿,造成流产、死产等。淋病、非淋菌性尿道(宫颈)炎若不彻底治愈,在男性可引起附睾炎、精囊炎,在女性可引起盆腔炎、输卵管炎、输卵管阻塞,导致异位妊娠(宫外孕)、流产、不育等。此外,性病对人们心理上的创伤较大,尤其是在受到来自家庭、社会各方面压力、歧视、恐吓后,有时会产生较重的心理负担,影响正常的工作、生活,甚至使人丧失了生活信心。

性病也造成对家庭的危害。性病很容易传染给配偶。污染的生活用品还可传染家人,造成性病在家庭内的传播。常由此引发家庭风波、夫妻不和,甚至离婚。

性病对社会的危害也极为重大。性病的流行与社会风气密切相关,嫖娼、卖淫、随便的性接触、吸毒等现象是性病传播的高危因素,也是造成社会不安定的潜在因素。性病的蔓延不仅损害患者的身心健康,还会影响其劳动能力,更会增加国家的经济支出,有碍社会的发展。

36.得了性病是不是容易引起前列腺炎?

前列腺炎是临床上常见而难治的一种疾病。在性病门诊中,有近 1/3 的男性就诊者为前列腺炎。约有 4%～5% 的非淋菌性尿道炎或淋病患者并发前列腺炎。但是,一般认为,这些在淋病或非淋菌性尿道炎后发生的前列腺炎,多数并不是由淋球菌或沙眼衣原体或支原体直接引起,而是这些性病感染使生殖道部位的抵抗力下降,或局部菌群失调造成一些细菌继发感染,引起前列腺炎。也有一些前列腺炎查不到任何病原体,原因还不清楚。

37.得了性病会引起不育吗?

不育是性病的主要危害之一。育龄妇女感染了淋球菌、沙眼衣原体等病原体后,大多数人并无任何自觉症状,或者只有白带增多、外阴痒等非特异性症状,她们并不知道自己感染了性病。这时,宫颈部位的病原菌可进一步向上发展,引起子宫内膜炎、输卵管炎、盆腔腹膜炎等盆腔炎性疾病。炎症的后果是输卵管阻塞、粘连和积水,这样输卵管就不能运送卵子,或干脆将卵子拒之于门外,从而导致不育;或者不能将受精卵送到子宫,造成异位妊娠。有人或许会问:如果一有输卵管炎就及时治疗,会不会造成不育呢? 答案是肯定的。仍有 50% 的人不育。

患有梅毒的妇女也可能导致不育。据调查约有 20% 的早期梅毒妇女导致不育。

男性患有淋菌性或非淋菌性尿道炎,如治疗不及时,少数患者可引起尿道瘢痕形成、尿道狭窄,还可导致附睾炎、精囊炎,这些部位的炎症会影响精子的贮存、存活和运送,最终导致不育。

38.得了性病应注意什么?

(1)及时到正规医院或性病专业防治机构诊治,不要顾虑重重和怕羞,不要讳疾忌医。要向医生提供真实的病史和病情,积极配合医生的诊治。

(2)大多数性病(如淋病、非淋菌性尿道炎、梅毒等)是可以治愈的,即使是病毒引起的性病(如生殖器疱疹和尖锐湿疣),经积极治疗,也可达到临床治愈。因此,患者自己不必过于担心和焦虑,要保持良好的情绪来克服病痛。应该遵照医生的嘱咐用药,自行停药或擅自增减药物会有不良后果。

(3)患病期间,注意休息,避免剧烈运动和过于疲劳。在饮食上,应禁酒,不吃辛辣食物,多饮水。避免性接触对疾病的恢复是有好处的。

(4)家庭中做好必要的隔离,生活用品如浴巾、脸盆、浴缸、便器等分开使用,或用后消毒。特别要注意的是,患病的母亲不要与自己的孩子尤其是女孩同床睡觉,或用同一浴盆洗澡,或同用毛巾,以防止间接传染。

(5)患者自己做好个人卫生,可以用 1∶8000 高锰酸钾溶液或医生推荐的药液清洗阴部,对有污染的内衣裤也要消毒。

(6)要动员自己的配偶和性伴侣到医院作检查和治疗,以防止性病像打乒乓球似的来回传染,同时也是对配偶和性伴的健康负责。

39. 怎样知道自己得了性病?

感染了性病病原体,有的人有明显的临床表现,但是也有的人没有任何表现。

一些症状提示可能感染了性病:男性尿道有分泌物;阴囊肿大;女性阴道分泌物异常(增多、颜色发黄、有异味、脓性或血性等);女性下腹痛;生殖器部位出现水疱、糜烂、溃疡;生殖器部位出现赘生物;腹股沟淋巴结肿大;全身出现不痛不痒的对称分布的斑疹,尤其是在手心、足底出现这样的皮疹。

有非婚性行为史,目前有或没有上述可疑症状者;或者性伴有性病或怀疑有性病者,需要到医院进行检查。

40. 怎样预防性病?

下面列举一些个人预防性病需要注意的事项:

(1)不要有非婚性接触和多性伴。

(2)采取安全性行为,正确使用质量可靠的安全套。

(3)平时注意个人卫生,男性包皮过长者可做包皮环切,预防感染。

(4)不吸毒,不与他人共用注射器、针头。

(5)尽量不输血或使用血制品,必须输血或使用血制品前,要确认它们是经过艾滋病、乙型肝炎、丙型肝炎和梅毒检测阴性的。

(6)有溃疡、皮疹等可疑症状时及时到正规医院就医,做到早发现、早治疗、早治愈,不留后患。

(7)偶得性病应及时到医院检查,治疗期间最好不过性生活,需要时使用安全套。

(8)一般日常生活不会传染性病,但应做好家庭内部的清洁卫生,防止对衣物等生活用品的污染,如勤晒洗被褥,患者的内衣裤不要和小孩的衣服混在一起洗,大人、小孩分床睡,分开使用浴盆,马桶圈每天擦洗等。

41. 性交后服抗生素可预防性病吗?

有人认为性交后服用抗生素,或者定期使用抗生素(有人每月打一针青霉素,还有人定期吃红霉素或外用抗生素药膏),可以预防性病。这种做法是错误的,甚至是有害的。

首先,性病的种类多,不可能有哪种抗生素对所有的性病都有效。病毒引起的性病(生殖器疱疹和尖锐湿疣)使用抗生素根本无效。

其次,即使是细菌引起的性病,抗生素对其有效,但是,如果是为了预防的目的,用哪种抗生素、剂量多少,都没有严格的论证。自己随便用药,不仅不能杀灭病菌,反而会诱导病菌对抗生素的耐药性,使得以后的治疗更加麻烦。

最后,性交后使用抗生素,万一感染了性病,所使用的抗生素会掩盖症状,妨碍诊断,导致贻误病情。

42. 性交后冲洗阴道可预防性病吗?

性交后冲洗阴道,或者定期作阴道冲洗,不仅不能预防性病,反而会导致某些不良后果。

正常阴道中以乳酸杆菌为主,酸性环境,这对于抵御外来的病菌十分重要。阴道冲洗会破坏这一环境,使得阴道对外来病菌的抵抗力下降,反而容易招致感染。而且有时在性交过程中病菌即已进入黏膜,即使作冲洗也无济于事。

43. 妇女生殖道感染包括哪些疾病?

妇女生殖道感染指由病原微生物和寄生虫引起的妇女内生殖器(阴道、子宫、子宫附件等)和外生殖器的感染,尤以内生殖器感染为主。按其感染途径可分为三类:内源性感染、医源性感染及性传播感染。妇女生殖道感染包括念珠菌性阴道炎、滴虫性阴道炎、老年性阴道炎、淋病、梅毒、衣原体感染、宫颈炎和盆腔炎等。

44. 白带多就是性病吗?

正常妇女的阴道会有少量分泌物,清亮,无明显不愉快的味道,俗称白带。但是,一旦有了感染,白带的量就增多,还可能出现脓性或血性分泌物,有臭味。出现白带增多的原因有两大类:宫颈感染和阴道感染。宫颈感染的病因主要是淋病和沙眼衣原体感染,这两种疾病属于性病。临床上阴道感染更为常见,它的病因主要是念珠菌性阴道炎、滴虫性阴道炎和细菌性阴道病这三种疾病。大多数阴道感染并不属于性病,因为患者并不是通过性接触而感染上的,只有少数患者是通过性接触感染的。

45. 为什么避孕套又叫安全套?

因为避孕套既能避孕又能预防性病、艾滋病的感染,所以称其"安全套"能较全面地反映它的作用。

46. 安全套能预防性病、艾滋病吗?

经实验室研究证实,HIV不能穿过乳胶安全套(市场上出售的一般都是乳胶安全套)。正确地使用安全套能极大地降低通过性交感染HIV以及其他性病的危险性。

47. 使用安全套有哪些好处?

使用安全套不但可以避孕,还能预防性病、HIV的感染。除极少数的人对乳胶有过敏反应外,使用安全套没有任何毒副作用。

48. 使用安全套不方便怎么办?

安全套的使用确实有不方便之处。如果做爱的双方通过前戏(性交前非插入的性活动)已非常兴奋,准备插入性交,这时要停下来戴安全套,确实不方便,有时会感到扫兴。但如果准备充分,这个问题是可以解决的。比如,事先将安全套放在枕头下面,在前戏进行到适当的时候,男性可以用嘴继续前戏,同时在对方不知晓的情况下,戴上安全套后再插入。这样,整个做爱过程不受任何影响。有时,对方甚至到性交结束时才知道使用了安全套。

还可以想方设法地把戴安全套的过程进行得浪漫一些,使做爱双方,特别是男性享受到使用安全套的浪漫和乐趣。另外,可与性伴商量使用哪种类型的安全套(超薄型、螺纹型、果香型、红色、蓝色等)。

从预防性病、艾滋病的角度看,使用安全套的不方便与在性交的过程中和以后担心被性病、艾滋病感染比起来,这点不方便是微不足道的。

49.使用安全套是否影响性交质量?

这里有一个普遍存在的误区,认为性交只是机械的抽动摩擦。其实,满意的性交应该注重做爱过程中的每一个环节,包括浪漫氛围的营造、前戏的质量以及性交双方对灵肉交融的追求和感受。如果这一切做得好,可以使身体每个部分都参与其中并变得高度敏感,达到性交双方都完全意识不到已经使用了安全套的状态,所以安全套不会影响性交质量。

50.女性使用安全套阴道疼痛怎么办?

在没有性病的情况下,性交时使用安全套感到阴道疼痛的主要原因有两个:第一,安全套戴得不正确,拉扯阴道壁。第二,阴道较干燥、阴道分泌物还不够多。这是由于前戏的时间不够、质量不高所致。应延长前戏的时间,提高前戏的质量。另外,可以使用水溶性润滑剂,使阴道更湿润。

51.男友或性伴不愿用安全套怎么办?

这需要恋爱双方在平时就讨论性、避孕、艾滋病、性病、安全套等话题,以达到对安全性行为的共识。如果平时没有这样的准备,事到临头会比较困难。一般在做爱前可以直接询问对方是否备有安全套,如没有,请其到药店或商店去买,并告知,必须有安全套才可以做爱。也可以自己准备好安全套,将其放在做爱场所的显眼之处,如床头柜上、枕头上等。这是明显地向对方表明,使用安全套将是做爱的一部分。如果对方仍不同意使用安全套,就直接告诉他,"不用安全套,就不做爱"。

52.如何正确使用男用安全套?

(1)注意包装盒上的日期,过期的安全套不能用;如果包装袋/盒已被打开或损坏也不能用。

(2)撕开包装袋时,注意不要损坏安全套,不要用牙咬或用剪刀剪。

(3)打开包装袋后要注意看安全套的质地和色彩,质量好的安全套的质地柔软并有弹性、色彩明亮。如果发现安全套发硬或粘连、色彩发暗,就不能用。

(4)要在阴茎勃起后,接触对方的性器官前,戴上安全套。

(5)戴安全套时,一只手的拇指和食指捏住安全套顶端的小囊,将安全套套在阴茎的龟头上,另一只手将安全套向阴茎根部逐渐展开,直到根部。安全套顶端的小囊是用来装精液的,不要留有空气。

(6)在戴安全套的过程中,如果发现有小孔或损坏,应立即更换一个新的安全套。

(7)在性交的过程中,如果发现安全套有损坏、脱落,应立即停止性交,用肥皂和清水冲洗阴茎,并更换一个新的安全套后再继续性交。

(8)射精后,在阴茎还未疲软的情况下,用手握住安全套的基部,小心地从对方的体内退出,注意避免将安全套滑落在对方的体内,或精液从套中溢出。

(9)将安全套取下时,要避免手作为媒介将覆在安全套外层的阴道液带到阴茎上。

(10)使用后的安全套要妥善处理,不要乱扔,不要重复使用。

53. 如何正确使用女用安全套?

女用安全套是用一种聚氨酯材料制作的长约 17 厘米的套子,套子里有一个起内固定作用的弹性内环,可帮助插入并把安全套固定在宫颈。开口处有一弹性外环,可在外阴展开,覆盖女性阴道入口和男性阴茎基部。

女用安全套的使用方法是:

(1)用拇指、食指及中指将密封一端的内环的下半部收窄。

(2)一只手指放入安全套内,尽量把内环推进至阴道深处,外环留在阴道外。

(3)性交后,将外环扭紧后拉出。

54. 购买安全套时应注意什么?

(1)查看有效期。

安全套多数在包装盒盖里印有生产日期,如"150116 17",前 6 位是生产日期,即 2015 年 1 月 16 日生产。进口的印"EXP DATE 11/2015",前面两个外文单词是失效期,后面的数字说明失效期截至 2015 年 11 月。

(2)注意识别伪劣安全套。

按照规定,生产者应在产品包装盒上正确标注产品的标识,明示产品质量信息。购买安全套时应查看:

①生产企业或销售商的名称、地址。

②生产日期、生产批号、有效日期、商标、标称宽度、类型、内装数量等。

③安全套外包装上是否标明产品注册证书编号,是否通过国家计生监测机构质量认定和技术监督部门认证等。

④注意简装和精装保质期不同。简装安全套是用塑料薄膜包装的,此种包装密封性和避光性都较差,保质期只有 18 个月。精装安全套是用双面或单面铝箔包装的,保质期一般为 3～5 年。

(3)选择适合的安全套。

①大小适宜。安全套分为大、中、小三种,要选择适合的安全套。偏大、偏松容易脱落,偏小、偏紧容易破裂。

②根据需要选用不同的种类。一些厂家为增加对阴道壁的刺激、增加快感和吸引力,生产有异型安全套,例如尖端膨大型、中段紧缩型、颗粒型、螺旋型等,这些异型安全套生产工艺不太好掌握,尤其是大颗粒的安全套,购买时应注意选择。

55.使用安全套有哪些注意事项?

(1)注意检查安全套的有效期。

(2)一定要在性接触前戴上安全套。

(3)每次都要使用一个新的安全套。

(4)男用安全套如果需用润滑剂时,应用水质润滑剂。因为油质润滑剂会损坏安全套。

(5)不要过度拉伸安全套,不要让阴茎末端紧贴着安全套,要让末端小囊留出空间存放精液。

(6)要把安全套全部展开直到阴茎根部。

(7)安全套不要放在过热的地方,要注意避光、防潮,因为这些会导致安全套老化,容易破裂。

(8)女用和男用安全套不能同时使用。

(9)恰当使用润滑剂。

56.什么是艾滋病关怀与支持?

艾滋病关怀强调人文精神,对 HIV 感染者或艾滋病患者及家属的人性关爱,这是以人为对象的综合关怀。20 世纪 90 年代初世界卫生组织艾滋病全球规划小组(WHO/GPA)提出了多学科相结合,为 HIV 感染者和艾滋病患者及家人提供医疗服务、社会和家庭综合关怀与支持的策略。

关怀,意味着人性关爱、服务患者和健康促进,是为稳定和改善 HIV 感染者和艾滋病患者以及受影响的人群的总体健康而开展的一系列活动。

支持,体现整体利益、社会和谐,是为稳定和改善因艾滋病流行而影响人与人之间的关系、社区和社会现有状况的一系列干预手段。

57.为什么要提供关怀与支持?

(1)关怀与支持是 HIV 感染者和艾滋病患者的需要。

①有利于帮助 HIV 感染者和艾滋病患者改善日益恶化的健康状况,增强他们改善健康状况的能力;

②帮助他们在不受歧视的环境中生活,提高生活信心与质量;

③帮助他们解决维持基本生活的条件,促进对社会生活的适应性与能动性;

④给予心理、情感上的支持,使其能融入正常的生活;

⑤帮助他们获得预防和治疗艾滋病的有关知识,提高自我照料与治疗的信心与技能。

(2)关怀与支持是个人和家庭享有健康生活的需要。

①让未感染的人不被感染;

②让已感染的人不要传染给他人；

③让已感染的人不被重复感染；

（3）关怀与支持是国家经济发展和社会稳定的需要。

艾滋病对社会经济的发展有重大影响，艾滋病的流行不仅会耗费人力、财力和医药资源，而且会在一定程度上引发社会的恐慌、人际关系紧张与冲突，甚至社会动乱，这必然会破坏社会生产力的发展，这是一个涉及千家万户，国泰民安的大事。

及时向 HIV 感染者和艾滋病患者提供必要的关怀与支持，可以减轻他们的痛苦，延缓病程和死亡，改善和提高其生活和生命质量。同时，通过社会环境的改善，有效地减少歧视，减轻 HIV 感染者和艾滋病患者的报复心理，有利于社会稳定和经济发展。

58. 谁来提供关怀与支持？

艾滋病关怀与支持工作是全社会整体利益的需要，要靠全社会共同参与、多部门共同实施。在工作层面上主要以医疗机构、社区和家庭为基础展开，同时还应包括 HIV 感染者和艾滋病患者自身的自我关怀。

59. 对于明知自己有艾滋病故意传染他人有何规定？

《中华人民共和国刑法》第三百六十条规定："明知自己患有梅毒、淋病等严重性病而卖淫、嫖娼的，处五年以下有期徒刑、拘役或者管制，并处罚金。"

卫生部颁发的《关于对艾滋病病毒感染者和艾滋病病人的管理意见》中规定："对明知自己是艾滋病病毒感染者或艾滋病病人而故意感染他人者，应依法追究其法律责任。"

HIV 感染者和艾滋病患者应对社会承担义务和责任，严格遵守医务人员的医学指导，服从卫生防疫部门管理。到医疗机构就诊时，应当主动向医务人员说明自身的感染情况，防止将病毒传播给他人。

禁止 HIV 感染者捐献人体组织、器官、血液和精液。

60. HIV 感染者和艾滋病患者能否结婚生育？

卫生部颁发的《关于对艾滋病病毒感染者和艾滋病病人的管理意见》规定："艾滋病病人应暂缓结婚，艾滋病病毒感染者如申请结婚，双方应接受医学咨询。"由于 HIV 感染者多为年轻人，且有的潜伏期长达二十年以上，感染者的生活与常人无异，要等完全治愈后结婚显然不现实。因此，应通过自愿咨询与检测，确定感染者配偶是否感染 HIV，并根据检测结果接受相应的卫生保健咨询和行为指导。

61. 感染了 HIV 能否出国、入境？

感染了艾滋病的人员可以入境。回国人员在入境口岸被确认为 HIV 感染者和艾滋病患者后，由国境卫生检疫部门按规定向当地卫生防疫部门和上级主管部门报告疫情，并通知其户籍所在省的卫生防疫部门，做好回国人员的医学管理工作。

来华境外人员 HIV 感染者和艾滋病患者的管理，由国家卫生检疫部门按有关规定采取监护、消毒措施,直至其离境。

只要所去国家没有限制 HIV 感染者和艾滋病患者入境的规定,HIV 感染者和艾滋病患者出国就不会受到限制,但要注意自我保护和防止传播。

62. HIV 感染者能否上学?

卫生部《关于对艾滋病病毒感染者和艾滋病患者的管理意见》规定:"艾滋病病毒感染者和艾滋病患者及其家属不受歧视,他们享有公民依法享有的权利和社会福利。不能剥夺艾滋病病毒感染者工作、学习、享受医疗保健和社会活动的权利,也不能剥夺其子女入托、入学、就业的权利。"

因此,HIV 感染者可以入学。但在学校期间,应注意自我保护,避免给他人造成危害。

63. 感染了性病、艾滋病就业有哪些限制?

HIV 感染者和艾滋病患者有获得医疗服务、劳动就业、学习、参加社会活动等方面的权利,但为了有效地控制传播,HIV 感染者和艾滋病患者的就业会受到一定限制。当卫生防疫机构认为 HIV 感染者和艾滋病患者所从事的工作有传播、扩散 HIV 的危险时,会通知其本人在一个月内调整工作岗位。逾期未作调整的,卫生防疫部门将以适当方式通知其所在单位。相关单位接到通知后,应在当地卫生防疫机构的指导下,对HIV 感染者和艾滋病患者的工作岗位进行调整,但不得因此解除其劳动合同。

64. 艾滋病咨询应遵循哪些伦理学原则?

(1)保密。保密是咨询员与求询者建立和维系信任关系的基本保证,也是咨询员起码的职业道德。咨询员应向求询者详细说明有关保密原则和具体措施,并对咨询活动中谈及的所有信息承担保密责任。

(2)知情同意。强调由求询者在明确检测目的以及检测结果可能造成的影响后,自主决定是否进行检测,保护求询者的利益,同时求询者会对咨询作出更主动、积极的反应。

(3)尊重。以平等的态度对待每个求询者,不因其生活经历、道德标准和行为产生歧视。

(4)无伤害。咨询员的语言、态度、行为不应使求询者的身心受到伤害。例如,不应有侮辱、歧视 HIV 感染者和艾滋病患者、高危人群的语言,不应采取居高临下的态度等。如不慎发生伤害,应有相应的预防及处理措施。

(5)受益。应确保开展的咨询活动有利于促进求询者的健康,帮助求询者学会解决或处理问题的方法,确保咨询后求询者能获得的服务与支持的水平不低于咨询前的状况。

参考文献

[1]傅颖媛,刘婷,祝子瑞,等.高校新生 AIDS 知识态度行为现状调查与教育效果分析[J].教育学术月刊,2008(3):34.

[2]陈建萍,钟春燕,沈琳,等.2009—2011 年人类免疫缺陷病毒感染人群的流行病学分析[J].中华医院感染学杂志,2013,23(10):2287-2288.

[3]中华人民共和国卫生部,国家计划委员会,科技部.中国预防与控制艾滋病中长期规划(1998—2010)[S].1998.

[4]张秀娟,朱晓卓,张义喜.大学生艾滋病预防健康教育效果的 meta 分析[J].中外医疗,2010,26(25):123-124.

[5]郑晓边.师范大学生艾滋病防治综合教育效果分析[J].中国公共卫生,2008,24(01):14-15.

[6]梁淑英,赵二江,崔丹,等.我国大中学生艾滋病健康教育干预效果 Meta 分析[J].中国学校卫生,2011,32(5):541-543.

[7]马丽娜,余思义,宋涛.高校大学生艾滋病防治健康教育的实践与体会[J].医学动物防制,2012,28(8):942-943.

[8]周建波,张秀军,孙业桓.中国流动人口性病、艾滋病的流行现状及预防控制[J].国际流行病学传染病学杂志,2006,33(6):425-428.

[9]陈舸,郑武雄,林丽.医学生艾滋病知识以及对同性恋认知态度与行为调查[J].中国艾滋病性病,2012,18(9):599-601.

[10]葛光华,凌文华,陈立中,等.某高校大学新生艾滋病防治知识健康教育效果评价[J].中国学校卫生,2008,29(10):917-919.

[11]袁源,尹钊,童敏明.2106 名大学生艾滋病知识及态度的问卷调查[J].中国校医,2004,18(2):173-174.

[12]成国明,吕金伟,方艳姣.129 名高校男男性行为学生艾滋病相关知识和行为调查分析[J].中华疾病控制,2010,14(06):487-489.

[13]中华人民共和国卫生部,联合国艾滋病规划署,世界卫生组织.2005 年中国艾滋病疫情与防治工作进展[R].北京:中国疾病预防控制中心性病艾滋病预防控制中心,2006.

[14]中华人民共和国卫生部,联合国艾滋病规划署,世界卫生组织.2009 年中国艾滋病疫情[R].北京:中国疾病预防控制中心性病艾滋病预防控制中心,2009.

[15]潘绥铭,曾静.中国当代大学生的性观念与性行为[M].北京:商务印书

馆,2002.

[16]朱敏,崔丽.大学生艾滋病预防和性健康教育项目评估浅析[J].卫生软科学,2012,26(10):902-904.

[17]董蕾,傅继华,吕翠霞.医学与非医学专业大学生艾滋病知信行比较[J].中国健康教育,2006,22(5):335-338.

[18]李志娟,覃艳华,杨建华.大学新生预防艾滋病健康教育的效果评价[J].现代临床护理,2006,5(4):3-6.

[19]常春,陈磊,孙听雯,等.以整体观分析校外青少年对艾滋病的易感脆弱性[J].北京大学学报(医学版),2007,39(2):132-135.

[20]中华人民共和国卫生部,联合国艾滋病规划署,世界卫生组织.2011年中国艾滋病疫情估计[J].中国艾滋病性病,2012(01):1-5.

[21]曹洪涛.艾滋病与青少年[J].国外医学(流行病与遗传分册),2003,30(2):65-67.

[22]杨义,叶运莉,杨艳芳,等.四川省医学院校学生双性性相关行为调查[J].医学与社会,2014,27(1):14-17.

[23]陈峰儿,童开妙.宁波地区3856名大学生性行为、性观念调查[J].上海预防医学杂志,2011,23(2):52.

[24]郭燕丽,王东丽,周建波,等.文化程度对男男性行为者高危性行为及HIV、梅毒螺旋体感染率的影响[J].中华预防医学杂志,2014,30(4):209-212.

[25]李帅,崔政坤,陈义愚,等.大学生性行为与医学教育相关性分析[J].中国学校卫生,2011,32(8):924.

[26]高洪艳,郭剑,孙磊,等.大学生AIDS自愿咨询检测影响因素分析[J].中国卫生统计,2010,27(6):606-607.

[27]孔慧敏,秦凤菊,杨中东.某高校大学生艾滋病防治知识调查[J].中国校医,2012,26(5):341-342.

[28]刘志浩,卫平民,黄明豪,等.南京市有性行为大学生安全套使用情况及影响因素分析[J].中国卫生统计,2013,30(5):635-637.

[29]王陇德.中国艾滋病流行与控制[M].北京:北京出版社,2006:32.

[30]卫生部.全国艾滋病检测工作管理办法[S].北京:中华人民共和国卫生部,2006.

[31]卫生部.全国艾滋病检测技术规范[S].北京:中华人民共和国卫生部,2009.

[32]还锡萍,陈鑫,闫红静.苏州市MSM人群艾滋病高危行为特征、感染状况及影响因素分析[J].中国卫生统计,2012,29(02):202-205.

[33]季成叶.艾滋病学校预防教育与应对师资培训教程[M].北京:北京大学医学出版社,2008.

[34]王军民.艾滋病防治指南[M].济南:山东大学出版社,2006.

[35]沈洁,程峰,杨凭.艾滋病自愿咨询检测实用手册[M].上海:上海科学技术出版社,2003.

[36]中国疾病预防控制中心,性病艾滋病预防控制中心,性疾病控制中心.2015年1月全国艾滋病性病疫情及主要防治工作进展[J].中国艾滋病性病,2015,21(3):175.

[37]中国疾病预防控制中心,性病艾滋病预防控制中心,性疾病控制中心.2014年12月全国艾滋病性病疫情及主要防治工作进展[J].中国艾滋病性病,2015,21(2):87.

[38]中华医学会感染病学分会艾滋病学组.艾滋病诊疗指南2011版[J].中华传染病杂志,2011,29(10):629—640.

[39]马亦林,李兰娟.传染病学[M].5版.上海:上海科学技术出版社,2011.

[40]王英,倪大新.2004—2007年中国法定报告性传播疾病流行病学特征分析[J].疾病监测,2008,23(8):481-483.

[41]孔衍琳,蒋就喜.我国艾滋病流行近况分析[J].热带医学杂志,2014,14(12):1657—1660.

[42]马迎华.高校预防艾滋病教育面临的挑战与应对[J].保健医学研究与实践,2015,12(2):5—10.

[43]张娟,曾梓.男男性行为人群的艾滋病流行现状及预防控制[J].职业与健康,2015,31(8).

[44]我国去年新报告艾滋病感染者和病人10.4万例[EB/OL].(2005-01-16)[2015-01-27].http://ncaids.chinacdc.cn/yqjc/hdjz2/201501/t20150116_109952.htm.

[45]王永红.某高校大学生对艾滋病知识、态度、技能及性健康教育需求的调研[J].中华疾病控制杂志,2015,19(4).

[46]Mandell G L,Bennett J E,Dolin R. Principles and practice of infectious disease[M]. 7th ed. New York:Churchill Livingstone,2009.

[47]Glanz K,Rimer B K,Viswanath K. Health,behavior and health education:Theory,research and practice[M]. 4th ed. Hoboken:Jossey-Bass,2008.

[48]Amelio D R,Tuerlings E,Perito O. A global review of legislation on HIV/AIDS:the issue of HIV testing[J]. Journal of Acquired Immune Deficiency Syndromes,2001(02):173-179.

[49]Dixon-Muener R. How young is"too young"? Comparative perspectives on adolescent sexual,marital,and reproductive transitions[J]. Studies in Family Planning,2008,39(4):247-262.

[50]Harrison A,Nevell M L,Imrie J,et al. HIV prevention for South African

youth:Which interventions work a systematic review of current evidence[J].
BMC Public Health,2010(10):102.

[51]Baral S,Sifakis F,Cleghorn F. Elevated risk for HIV infection among men
who have sex with men in low-and middle-income countries 2000-2006:a sys-
tematic review[J]. PLoS Medicine,2007,4(12):339.

[52]Mullens A B,Young R M,Dunne M. The cannabis expectancy questionnaire
for men who have sex with men (CEQ-MSM):a measure of substance-
related beliefs[J]. Addictive Behaviors,2010,35(06):616－619.

附　录

附录一　艾滋病防治条例

第一章　总则

第一条　为了预防、控制艾滋病的发生与流行，保障人体健康和公共卫生，根据传染病防治法，制定本条例。

第二条　艾滋病防治工作坚持预防为主、防治结合的方针，建立政府组织领导、部门各负其责、全社会共同参与的机制，加强宣传教育，采取行为干预和关怀救助等措施，实行综合防治。

第三条　任何单位和个人不得歧视艾滋病病毒感染者、艾滋病病人及其家属。艾滋病病毒感染者、艾滋病病人及其家属享有的婚姻、就业、就医、入学等合法权益受法律保护。

第四条　县级以上人民政府统一领导艾滋病防治工作，建立健全艾滋病防治工作协调机制和工作责任制，对有关部门承担的艾滋病防治工作进行考核、监督。

县级以上人民政府有关部门按照职责分工负责艾滋病防治及其监督管理工作。

第五条　国务院卫生主管部门会同国务院其他有关部门制定国家艾滋病防治规划；县级以上地方人民政府依照本条例规定和国家艾滋病防治规划，制定并组织实施本行政区域的艾滋病防治行动计划。

第六条　国家鼓励和支持工会、共产主义青年团、妇女联合会、红十字会等团体协助各级人民政府开展艾滋病防治工作。

居民委员会和村民委员会应当协助地方各级人民政府和政府有关部门开展有关艾滋病防治的法律、法规、政策和知识的宣传教育，发展有关艾滋病防治的公益事业，做好艾滋病防治工作。

第七条　各级人民政府和政府有关部门应当采取措施，鼓励和支持有关组织和个人依照本条例规定以及国家艾滋病防治规划和艾滋病防治行动计划的要求，参与艾滋病防治工作，对艾滋病防治工作提供捐赠，对有易感染艾滋病病毒危险行为的人群进行行为干预，对艾滋病病毒感染者、艾滋病病人及其家属提供关怀和救助。

第八条　国家鼓励和支持开展与艾滋病预防、诊断、治疗等有关的科学研究，提高艾滋病防治的科学技术水平；鼓励和支持开展传统医药以及传统医药与现代医药相结合防治艾滋病的临床治疗与研究。

国家鼓励和支持开展艾滋病防治工作的国际合作与交流。

第九条　县级以上人民政府和政府有关部门对在艾滋病防治工作中做出显著成绩和贡献的单位和个人，给予表彰和奖励。对因参与艾滋病防治工作或者因执行公务感染艾滋病病毒，以及因此致病、丧失劳动能力或者死亡的人员，按照有关规定给予补助、抚恤。

第二章　宣传教育

第十条　地方各级人民政府和政府有关部门应当组织开展艾滋病防治以及关怀和不歧视

艾滋病病毒感染者、艾滋病病人及其家属的宣传教育,提倡健康文明的生活方式,营造良好的艾滋病防治的社会环境。

第十一条 地方各级人民政府和政府有关部门应当在车站、码头、机场、公园等公共场所以及旅客列车和从事旅客运输的船舶等公共交通工具显著位置,设置固定的艾滋病防治广告牌或者张贴艾滋病防治公益广告,组织发放艾滋病防治宣传材料。

第十二条 县级以上人民政府卫生主管部门应当加强艾滋病防治的宣传教育工作,对有关部门、组织和个人开展艾滋病防治的宣传教育工作提供技术支持。

医疗卫生机构应当组织工作人员学习有关艾滋病防治的法律、法规、政策和知识;医务人员在开展艾滋病、性病等相关疾病咨询、诊断和治疗过程中,应当对就诊者进行艾滋病防治的宣传教育。

第十三条 县级以上人民政府教育主管部门应当指导、督促高等院校、中等职业学校和普通中学将艾滋病防治知识纳入有关课程,开展有关课外教育活动。

高等院校、中等职业学校和普通中学应当组织学生学习艾滋病防治知识。

第十四条 县级以上人民政府人口和计划生育主管部门应当利用计划生育宣传和技术服务网络,组织开展艾滋病防治的宣传教育。

计划生育技术服务机构向育龄人群提供计划生育技术服务和生殖健康服务时,应当开展艾滋病防治的宣传教育。

第十五条 县级以上人民政府有关部门和从事劳务中介服务的机构,应当对进城务工人员加强艾滋病防治的宣传教育。

第十六条 出入境检验检疫机构应当在出入境口岸加强艾滋病防治的宣传教育工作,对出入境人员有针对性地提供艾滋病防治咨询和指导。

第十七条 国家鼓励和支持妇女联合会、红十字会开展艾滋病防治的宣传教育,将艾滋病防治的宣传教育纳入妇女儿童工作内容,提高妇女预防艾滋病的意识和能力,组织红十字会会员和红十字会志愿者开展艾滋病防治的宣传教育。

第十八条 地方各级人民政府和政府有关部门应当采取措施,鼓励和支持有关组织和个人对有易感染艾滋病病毒危险行为的人群开展艾滋病防治的咨询、指导和宣传教育。

第十九条 广播、电视、报刊、互联网等新闻媒体应当开展艾滋病防治的公益宣传。

第二十条 机关、团体、企业事业单位、个体经济组织应当组织本单位从业人员学习有关艾滋病防治的法律、法规、政策和知识,支持本单位从业人员参与艾滋病防治的宣传教育活动。

第二十一条 县级以上地方人民政府应当在医疗卫生机构开通艾滋病防治咨询服务电话,向公众提供艾滋病防治咨询服务和指导。

第三章 预防与控制

第二十二条 国家建立健全艾滋病监测网络。

国务院卫生主管部门制定国家艾滋病监测规划和方案。省、自治区、直辖市人民政府卫生主管部门根据国家艾滋病监测规划和方案,制定本行政区域的艾滋病监测计划和工作方案,组织开展艾滋病监测和专题调查,掌握艾滋病疫情变化情况和流行趋势。

疾病预防控制机构负责对艾滋病发生、流行以及影响其发生、流行的因素开展监测活动。

出入境检验检疫机构负责对出入境人员进行艾滋病监测,并将监测结果及时向卫生主管部门报告。

第二十三条　国家实行艾滋病自愿咨询和自愿检测制度。

县级以上地方人民政府卫生主管部门指定的医疗卫生机构,应当按照国务院卫生主管部门会同国务院其他有关部门制定的艾滋病自愿咨询和检测办法,为自愿接受艾滋病咨询、检测的人员免费提供咨询和初筛检测。

第二十四条　国务院卫生主管部门会同国务院其他有关部门根据预防、控制艾滋病的需要,可以规定应当进行艾滋病检测的情形。

第二十五条　省级以上人民政府卫生主管部门根据医疗卫生机构布局和艾滋病流行情况,按照国家有关规定确定承担艾滋病检测工作的实验室。

国家出入境检验检疫机构按照国务院卫生主管部门规定的标准和规范,确定承担出入境人员艾滋病检测工作的实验室。

第二十六条　县级以上地方人民政府和政府有关部门应当依照本条例规定,根据本行政区域艾滋病的流行情况,制定措施,鼓励和支持居民委员会、村民委员会以及其他有关组织和个人推广预防艾滋病的行为干预措施,帮助有易感染艾滋病病毒危险行为的人群改变行为。

有关组织和个人对有易感染艾滋病病毒危险行为的人群实施行为干预措施,应当符合本条例的规定以及国家艾滋病防治规划和艾滋病防治行动计划的要求。

第二十七条　县级以上人民政府应当建立艾滋病防治工作与禁毒工作的协调机制,组织有关部门落实针对吸毒人群的艾滋病防治措施。

省、自治区、直辖市人民政府卫生、公安和药品监督管理部门应当互相配合,根据本行政区域艾滋病流行和吸毒者的情况,积极稳妥地开展对吸毒成瘾者的药物维持治疗工作,并有计划地实施其他干预措施。

第二十八条　县级以上人民政府卫生、人口和计划生育、工商、药品监督管理、质量监督检验检疫、广播电影电视等部门应当组织推广使用安全套,建立和完善安全套供应网络。

第二十九条　省、自治区、直辖市人民政府确定的公共场所的经营者应当在公共场所内放置安全套或者设置安全套发售设施。

第三十条　公共场所的服务人员应当依照《公共场所卫生管理条例》的规定,定期进行相关健康检查,取得健康合格证明;经营者应当查验其健康合格证明,不得允许未取得健康合格证明的人员从事服务工作。

第三十一条　公安、司法行政机关对被依法逮捕、拘留和在监狱中执行刑罚以及被依法收容教育、强制戒毒和劳动教养的艾滋病病毒感染者和艾滋病病人,应当采取相应的防治措施,防止艾滋病传播。

对公安、司法行政机关依照前款规定采取的防治措施,县级以上地方人民政府应当给予经费保障,疾病预防控制机构应当予以技术指导和配合。

第三十二条　对卫生技术人员和在执行公务中可能感染艾滋病病毒的人员,县级以上人民政府卫生主管部门和其他有关部门应当组织开展艾滋病防治知识和专业技能的培训,有关单位应当采取有效的卫生防护措施和医疗保健措施。

第三十三条　医疗卫生机构和出入境检验检疫机构应当按照国务院卫生主管部门的规定,遵守标准防护原则,严格执行操作规程和消毒管理制度,防止发生艾滋病医院感染和医源性感染。

第三十四条　疾病预防控制机构应当按照属地管理的原则,对艾滋病病毒感染者和艾滋病病人进行医学随访。

第三十五条 血站、单采血浆站应当对采集的人体血液、血浆进行艾滋病检测;不得向医疗机构和血液制品生产单位供应未经艾滋病检测或者艾滋病检测阳性的人体血液、血浆。

血液制品生产单位应当在原料血浆投料生产前对每一份血浆进行艾滋病检测;未经艾滋病检测或者艾滋病检测阳性的血浆,不得作为原料血浆投料生产。

医疗机构应当对因应急用血而临时采集的血液进行艾滋病检测,对临床用血艾滋病检测结果进行核查;对未经艾滋病检测、核查或者艾滋病检测阳性的血液,不得采集或者使用。

第三十六条 采集或者使用人体组织、器官、细胞、骨髓等的,应当进行艾滋病检测;未经艾滋病检测或者艾滋病检测阳性的,不得采集或者使用。但是,用于艾滋病防治科研、教学的除外。

第三十七条 进口人体血液、血浆、组织、器官、细胞、骨髓等,应当经国务院卫生主管部门批准;进口人体血液制品,应当依照药品管理法的规定,经国务院药品监督管理部门批准,取得进口药品注册证书。

经国务院卫生主管部门批准进口的人体血液、血浆、组织、器官、细胞、骨髓等,应当依照国境卫生检疫法律、行政法规的有关规定,接受出入境检验检疫机构的检疫。未经检疫或者检疫不合格的,不得进口。

第三十八条 艾滋病病毒感染者和艾滋病病人应当履行下列义务:

(一)接受疾病预防控制机构或者出入境检验检疫机构的流行病学调查和指导;

(二)将感染或者发病的事实及时告知与其有性关系者;

(三)就医时,将感染或者发病的事实如实告知接诊医生;

(四)采取必要的防护措施,防止感染他人。

艾滋病病毒感染者和艾滋病病人不得以任何方式故意传播艾滋病。

第三十九条 疾病预防控制机构和出入境检验检疫机构进行艾滋病流行病学调查时,被调查单位和个人应当如实提供有关情况。

未经本人或者其监护人同意,任何单位或者个人不得公开艾滋病病毒感染者、艾滋病病人及其家属的姓名、住址、工作单位、肖像、病史资料以及其他可能推断出其具体身份的信息。

第四十条 县级以上人民政府卫生主管部门和出入境检验检疫机构可以封存有证据证明可能被艾滋病病毒污染的物品,并予以检验或者进行消毒。经检验,属于被艾滋病病毒污染的物品,应当进行卫生处理或者予以销毁;对未被艾滋病病毒污染的物品或者经消毒后可以使用的物品,应当及时解除封存。

第四章 治疗与救助

第四十一条 医疗机构应当为艾滋病病毒感染者和艾滋病病人提供艾滋病防治咨询、诊断和治疗服务。

医疗机构不得因就诊的病人是艾滋病病毒感染者或者艾滋病病人,推诿或者拒绝对其其他疾病进行治疗。

第四十二条 对确诊的艾滋病病毒感染者和艾滋病病人,医疗卫生机构的工作人员应当将其感染或者发病的事实告知本人;本人为无行为能力人或者限制行为能力人的,应当告知其监护人。

第四十三条 医疗卫生机构应当按照国务院卫生主管部门制定的预防艾滋病母婴传播技

术指导方案的规定,对孕产妇提供艾滋病防治咨询和检测,对感染艾滋病病毒的孕产妇及其婴儿,提供预防艾滋病母婴传播的咨询、产前指导、阻断、治疗、产后访视、婴儿随访和检测等服务。

第四十四条　县级以上人民政府应当采取下列艾滋病防治关怀、救助措施:

(一)向农村艾滋病病人和城镇经济困难的艾滋病病人免费提供抗艾滋病病毒治疗药品;

(二)对农村和城镇经济困难的艾滋病病毒感染者、艾滋病病人适当减免抗机会性感染治疗药品的费用;

(三)向接受艾滋病咨询、检测的人员免费提供咨询和初筛检测;

(四)向感染艾滋病病毒的孕产妇免费提供预防艾滋病母婴传播的治疗和咨询。

第四十五条　生活困难的艾滋病病人遗留的孤儿和感染艾滋病病毒的未成年人接受义务教育的,应当免收杂费、书本费;接受学前教育和高中阶段教育的,应当减免学费等相关费用。

第四十六条　县级以上地方人民政府应当对生活困难并符合社会救助条件的艾滋病病毒感染者、艾滋病病人及其家属给予生活救助。

第四十七条　县级以上地方人民政府有关部门应当创造条件,扶持有劳动能力的艾滋病病毒感染者和艾滋病病人,从事力所能及的生产和工作。

第五章　保障措施

第四十八条　县级以上人民政府应当将艾滋病防治工作纳入国民经济和社会发展规划,加强和完善艾滋病预防、检测、控制、治疗和救助服务网络的建设,建立健全艾滋病防治专业队伍。

各级人民政府应当根据艾滋病防治工作需要,将艾滋病防治经费列入本级财政预算。

第四十九条　县级以上地方人民政府按照本级政府的职责,负责艾滋病预防、控制、监督工作所需经费。

国务院卫生主管部门会同国务院其他有关部门,根据艾滋病流行趋势,确定全国与艾滋病防治相关的宣传、培训、监测、检测、流行病学调查、医疗救治、应急处置以及监督检查等项目。中央财政对在艾滋病流行严重地区和贫困地区实施的艾滋病防治重大项目给予补助。

省、自治区、直辖市人民政府根据本行政区域的艾滋病防治工作需要和艾滋病流行趋势,确定与艾滋病防治相关的项目,并保障项目的实施经费。

第五十条　县级以上人民政府应当根据艾滋病防治工作需要和艾滋病流行趋势,储备抗艾滋病病毒治疗药品、检测试剂和其他物资。

第五十一条　地方各级人民政府应当制定扶持措施,对有关组织和个人开展艾滋病防治活动提供必要的资金支持和便利条件。有关组织和个人参与艾滋病防治公益事业,依法享受税收优惠。

第六章　法律责任

第五十二条　地方各级人民政府未依照本条例规定履行组织、领导、保障艾滋病防治工作职责,或者未采取艾滋病防治和救助措施的,由上级人民政府责令改正,通报批评;造成艾滋病传播、流行或者其他严重后果的,对负有责任的主管人员依法给予行政处分;构成犯罪的,依法追究刑事责任。

第五十三条　县级以上人民政府卫生主管部门违反本条例规定,有下列情形之一的,由本级人民政府或者上级人民政府卫生主管部门责令改正,通报批评;造成艾滋病传播、流行或者其他严重后果的,对负有责任的主管人员和其他直接责任人员依法给予行政处分;构成犯罪的,依法追究刑事责任:

（一）未履行艾滋病防治宣传教育职责的；

（二）对有证据证明可能被艾滋病病毒污染的物品，未采取控制措施的；

（三）其他有关失职、渎职行为。

出入境检验检疫机构有前款规定情形的，由其上级主管部门依照本条规定予以处罚。

第五十四条　县级以上人民政府有关部门未依照本条例规定履行宣传教育、预防控制职责的，由本级人民政府或者上级人民政府有关部门责令改正，通报批评；造成艾滋病传播、流行或者其他严重后果的，对负有责任的主管人员和其他直接责任人员依法给予行政处分；构成犯罪的，依法追究刑事责任。

第五十五条　医疗卫生机构未依照本条例规定履行职责，有下列情形之一的，由县级以上人民政府卫生主管部门责令限期改正，通报批评，给予警告；造成艾滋病传播、流行或者其他严重后果的，对负有责任的主管人员和其他直接责任人员依法给予降级、撤职、开除的处分，并可以依法吊销有关机构或者责任人员的执业许可证件；构成犯罪的，依法追究刑事责任：

（一）未履行艾滋病监测职责的；

（二）未按照规定免费提供咨询和初筛检测的；

（三）对临时应急采集的血液未进行艾滋病检测，对临床用血艾滋病检测结果未进行核查，或者将艾滋病检测阳性的血液用于临床的；

（四）未遵守标准防护原则，或者未执行操作规程和消毒管理制度，发生艾滋病医院感染或者医源性感染的；

（五）未采取有效的卫生防护措施和医疗保健措施的；

（六）推诿、拒绝治疗艾滋病病毒感染者或者艾滋病病人的其他疾病，或者对艾滋病病毒感染者、艾滋病病人未提供咨询、诊断和治疗服务的；

（七）未对艾滋病病毒感染者或者艾滋病病人进行医学随访的；

（八）未按照规定对感染艾滋病病毒的孕产妇及其婴儿提供预防艾滋病母婴传播技术指导的。

出入境检验检疫机构有前款第（一）项、第（四）项、第（五）项规定情形的，由其上级主管部门依照前款规定予以处罚。

第五十六条　医疗卫生机构违反本条例第三十九条第二款规定，公开艾滋病病毒感染者、艾滋病病人或者其家属的信息的，依照传染病防治法的规定予以处罚。

出入境检验检疫机构、计划生育技术服务机构或者其他单位、个人违反本条例第三十九条第二款规定，公开艾滋病病毒感染者、艾滋病病人或者其家属的信息的，由其上级主管部门责令改正，通报批评，给予警告，对负有责任的主管人员和其他直接责任人员依法给予处分；情节严重的，由原发证部门吊销有关机构或者责任人员的执业许可证件。

第五十七条　血站、单采血浆站违反本条例规定，有下列情形之一，构成犯罪的，依法追究刑事责任；尚不构成犯罪的，由县级以上人民政府卫生主管部门依照献血法和《血液制品管理条例》的规定予以处罚；造成艾滋病传播、流行或者其他严重后果的，对负有责任的主管人员和其他直接责任人员依法给予降级、撤职、开除的处分，并可以依法吊销血站、单采血浆站的执业许可证：

（一）对采集的人体血液、血浆未进行艾滋病检测，或者发现艾滋病检测阳性的人体血液、血浆仍然采集的；

　　(二)将未经艾滋病检测的人体血液、血浆,或者艾滋病检测阳性的人体血液、血浆供应给医疗机构和血液制品生产单位的。

　　第五十八条　违反本条例第三十六条规定采集或者使用人体组织、器官、细胞、骨髓等的,由县级人民政府卫生主管部门责令改正,通报批评,给予警告;情节严重的,责令停业整顿,有执业许可证件的,由原发证部门暂扣或者吊销其执业许可证件。

　　第五十九条　未经国务院卫生主管部门批准进口的人体血液、血浆、组织、器官、细胞、骨髓等,进口口岸出入境检验检疫机构应当禁止入境或者监督销毁。提供、使用未经出入境检验检疫机构检疫的进口人体血液、血浆、组织、器官、细胞、骨髓等的,由县级以上人民政府卫生主管部门没收违法物品以及违法所得,并处违法物品货值金额3倍以上5倍以下的罚款;对负有责任的主管人员和其他直接责任人员由其所在单位或者上级主管部门依法给予处分。

　　未经国务院药品监督管理部门批准,进口血液制品的,依照药品管理法的规定予以处罚。

　　第六十条　血站、单采血浆站、医疗卫生机构和血液制品生产单位违反法律、行政法规的规定,造成他人感染艾滋病病毒的,应当依法承担民事赔偿责任。

　　第六十一条　公共场所的经营者未查验服务人员的健康合格证明或者允许未取得健康合格证明的人员从事服务工作,省、自治区、直辖市人民政府确定的公共场所的经营者未在公共场所内放置安全套或者设置安全套发售设施的,由县级以上人民政府卫生主管部门责令限期改正,给予警告,可以并处500元以上5000元以下的罚款;逾期不改正的,责令停业整顿;情节严重的,由原发证部门依法吊销其执业许可证件。

　　第六十二条　艾滋病病毒感染者或者艾滋病病人故意传播艾滋病的,依法承担民事赔偿责任;构成犯罪的,依法追究刑事责任。

第七章　附则

　　第六十三条　本条例下列用语的含义:

　　艾滋病,是指人类免疫缺陷病毒(艾滋病病毒)引起的获得性免疫缺陷综合征。

　　对吸毒成瘾者的药物维持治疗,是指在批准开办戒毒治疗业务的医疗卫生机构中,选用合适的药物,对吸毒成瘾者进行维持治疗,以减轻对毒品的依赖,减少注射吸毒引起艾滋病病毒的感染和扩散,减少毒品成瘾引起的疾病、死亡和引发的犯罪。

　　标准防护原则,是指医务人员将所有病人的血液、其他体液以及被血液、其他体液污染的物品均视为具有传染性的病原物质,医务人员在接触这些物质时,必须采取防护措施。

　　有易感染艾滋病病毒危险行为的人群,是指有卖淫、嫖娼、多性伴、男性同性性行为、注射吸毒等危险行为的人群。

　　艾滋病监测,是指连续、系统地收集各类人群中艾滋病(或者艾滋病病毒感染)及其相关因素的分布资料,对这些资料综合分析,为有关部门制定预防控制策略和措施提供及时可靠的信息和依据,并对预防控制措施进行效果评价。

　　艾滋病检测,是指采用实验室方法对人体血液、其他体液、组织器官、血液衍生物等进行艾滋病病毒、艾滋病病毒抗体及相关免疫指标检测,包括监测、检验检疫、自愿咨询和病毒检测、临床诊断、血液及血液制品筛查工作中的艾滋病检测。

　　行为干预措施,是指能够有效减少艾滋病传播的各种措施,包括:针对经注射吸毒传播艾滋病的美沙酮维持治疗等措施;针对经性传播艾滋病的安全套推广使用措施,以及规范、方便的性病诊疗措施;针对母婴传播艾滋病的抗病毒药物预防和人工代乳品喂养等措施;早期发现感染者和有助于危险行为改变的自愿咨询检测措施；健康教育措施；提高个人规范意识以及减少危险行为的针对性同伴教育措施。

第六十四条　本条例自 2006 年 3 月 1 日起施行。1987 年 12 月 26 日经国务院批准，1988 年 1 月 14 日由卫生部、外交部、公安部、原国家教育委员会、国家旅游局、原中国民用航空局、国家外国专家局发布的《艾滋病监测管理的若干规定》同时废止。

附录二　我国艾滋病防治"四免一关怀"政策

"四免"："一免"，对农村居民和城镇未参加基本医疗保险等医疗保障制度的经济困难人员中的艾滋病患者免费提供抗病毒药物；"二免"，在全国范围内为自愿接受艾滋病咨询和病毒检测的人员免费提供咨询和病毒抗体初筛检测；"三免"，为感染艾滋病病毒的孕产妇提供免费母婴阻断药物及婴儿检测试剂；"四免"，对艾滋病患者的孤儿免收上学费用。

"一关怀"：将生活困难的艾滋病患者纳入政府救助范围，按照国家有关规定给予必要的生活救济。积极扶持有生产能力的艾滋病患者开展生产活动，增加其收入。加强艾滋病防治知识的宣传，避免对艾滋病病毒感染者和艾滋病患者的歧视。

附录三　中国遏制与防治艾滋病"十二五"行动计划

为切实维护广大人民群众的身体健康，落实《国务院关于进一步加强艾滋病防治工作的通知》（国发〔2010〕48 号）精神，结合深化医药卫生体制改革，制定本行动计划。

一、防治现状

近年来，各地区、各有关部门认真贯彻党中央、国务院关于艾滋病防治的一系列决策部署，落实各项综合防治措施，防治工作取得了显著进展，艾滋病疫情快速上升的势头有所减缓，病死率有所下降，社会歧视有所减少，艾滋病病毒感染者（以下简称感染者）和艾滋病病人（以下简称病人）的生活质量明显改善，基本实现了《中国遏制与防治艾滋病行动计划（2006—2010 年）》的总体目标。

但是，当前艾滋病流行形势仍然严峻，社会歧视广泛存在，局部地区和高危行为人群疫情严重，还有相当数量的感染者和病人未被发现，梅毒等性病疫情上升，艾滋病传播的危险因素广泛持续存在，感染者陆续进入发病期，病人明显增多，死亡增加。防治工作面临一些新的挑战：性传播已成为主要传播途径，传播方式更加隐蔽，男性同性性行为人群疫情上升明显，配偶间传播增加，未开展预防母婴传播项目地区的母婴传播率处于较高水平；抗艾滋病病毒治疗耐药增多加大了治疗的压力和难度。同时，一些地区和部门对艾滋病防治工作重视不够，政策落实不到位，防治措施覆盖面不足；现有的防治技术、手段和能力尚不能满足工作需求，防控工作的针对性和有效性有待进一步提高，基层基础工作有待加强。防治工作出现的新问题与原有问题以及难点问题交织并存，情况更加复杂，防治任务十分艰巨。

二、目标和工作原则

（一）目标。减少艾滋病新发感染，降低艾滋病病死率，减少对受艾滋病影响人群的歧视，提高感染者和病人生存质量。到 2015 年底，重点地区和重点人群艾滋病疫情快速上升的势头得到基本遏制，艾滋病新发感染数比 2010 年减少 25%，艾滋病病死率下降 30%，存活的感染者和病人数控制在 120 万左右。

1. 艾滋病综合防治知识（包括艾滋病、性病、丙肝防治知识和无偿献血知识）知晓率，15—60

岁城镇居民达到85%以上,农村居民达到80%以上;出入境人群、流动人口和15—49岁妇女达到85%以上;高危行为人群和青少年达到90%以上;监管场所的被监管人员达到95%以上。所有普通中学、中等职业学校、普通高等学校每学年按照规定要求开展艾滋病综合防治知识专题教育或宣传教育活动;各级主要新闻媒体刊播艾滋病综合防治知识公益广告占公益广告的比例达到5%以上。人口献血率达到10/千人口,各省(区、市)献血量和献血人次的增长水平不低于当地医疗服务需求的增长水平。

2.高危行为人群有效干预措施覆盖率达到90%以上,接受艾滋病检测并知晓检测结果的比例达到70%以上;所有计划生育技术服务机构发放和推广使用安全套;95%的宾馆等公共场所摆放安全套或设置自动售套机;高危行为人群安全套使用率达到90%以上;登记在册阿片类物质(主要指海洛因)成瘾者500人以上的县(市、区)建立戒毒药物维持治疗门诊及其延伸服药点,为70%以上符合条件的成瘾者提供戒毒药物维持治疗服务;参加戒毒药物维持治疗人员艾滋病年新发感染率控制在1%以下;静脉注射吸毒人群共用注射器具比例控制在15%以下。

3.孕产妇艾滋病病毒抗体检测率达到80%以上,高流行地区达到90%以上;感染艾滋病病毒的孕产妇及所生婴儿抗艾滋病病毒药物应用比例达到90%以上,接受综合干预服务后的孕产妇艾滋病母婴传播率降低到5%以下;孕产妇梅毒检测率达到70%以上。100%县级及以上医疗卫生机构主动为有艾滋病感染风险的就诊者提供必要的艾滋病和梅毒检测咨询服务,70%以上感染者和病人的配偶每年至少接受一次艾滋病检测,95%的监管场所将艾滋病检测列为新进被监管人员常规检查内容。

4.符合治疗标准的感染者和病人接受规范抗艾滋病病毒治疗比例达到80%以上,治疗持续12个月的比例达到85%以上;90%以上的感染者和病人每年至少接受一次结核病相关检查,符合治疗条件的双重感染者接受抗结核菌和抗艾滋病病毒治疗比例达到80%以上;符合标准的病人服用预防机会性感染药物的比例达到80%以上;累计接受中医药治疗的人数比2010年增加70%。梅毒患者和感染梅毒的孕产妇接受规范诊疗的比例均达到80%以上,全国一期和二期梅毒年报告发病率增长幅度控制在5%以下,先天梅毒年报告发病率降至30/10万活产数以下。

(二)工作原则。坚持政府组织领导、部门各负其责、全社会共同参与;坚持预防为主、防治结合、依法防治、科学防治;坚持突出重点、分类指导、扩大覆盖、提高质量。

三、防控措施

(一)扩大宣传教育覆盖面,营造良好社会氛围。加强对社会公众的宣传教育。宣传部门协调指导广播影视、新闻出版等部门,将宣传艾滋病综合防治知识作为各级各类新闻媒体的重要任务,加大刊播艾滋病综合防治知识和公益广告的力度。充分利用报纸、广播、电视和互联网、手机等媒体,通过相关节目或开设专门栏目,不断扩大宣传教育覆盖面。充分发挥有社会影响的公众人物作用,鼓励和动员受艾滋病影响人群参与宣传教育工作,营造反对社会歧视的良好氛围。机关、团体、企事业单位、个体经济组织等要将艾滋病综合防治知识教育纳入本单位从业人员的岗前或岗位培训,支持员工参与艾滋病综合防治宣传活动。将艾滋病综合防治知识和政策纳入党校、行政学院、团校等机构的培训内容。将防治知识和政策掌握情况、宣传教育工作力度作为领导干部年度考核的重要内容。

加强公共场所、社区、边远贫困地区和少数民族地区的宣传教育。交通运输、铁道、卫生、质检、住房城乡建设等部门要继续在车站、码头、机场、出入境口岸、公园等公共场所以及旅客列车、民航飞机、载客船舶等公共交通工具显著位置,设立艾滋病综合防治公益广告宣传栏,放置宣传材料或播放宣传信息。各级医疗卫生机构、计划生育技术服务机构要设置固定宣传设施,经常开展艾滋病综合防治知识宣传和咨询。居民委员会和村民委员会要将艾滋病综合防治知识教育纳入基层文化建设内容,对辖区群众开展宣传教育。科技、农业、文化、卫生等部门要将艾滋病综合防治知识宣传教育工作与社会主义新农村建设和文化、科技、卫生"三下乡"等支农、惠农活动相结合,在农村相关培训中增加艾滋病综合防治教育内容,突出加强对高流行地区、边远贫困地区农民的宣传教育。要结合当地的民风、民俗特点,组织志愿者有计划地深入边远贫困村庄和少数民族村寨,加强艾滋病综合防治知识宣传。开发通俗易懂和民族语言的宣传材料,发挥宗教人士和少数民族中有影响的公众人物作用,开展对少数民族群众的宣传教育。

加强流动人口、青少年、妇女、被监管人群等重点人群的宣传教育。商务、质检等部门要加强出国劳务人员等出入境人员艾滋病综合防治知识宣传教育。人力资源社会保障等部门要将艾滋病综合防治知识教育纳入农民工相关培训。在流动人口较为集中的城镇地区,卫生、公安等部门要加强流动人口居住聚集区域或社区的艾滋病综合防治知识宣传教育工作。工商部门和工商联等单位要积极引导用工单位在其负责管理的农民工集居住场所摆放宣传材料和安全套,开展同伴教育活动。人口计生部门要充分发挥计划生育技术服务网络的优势,向流动人口和育龄人群宣传艾滋病综合防治知识。劳务输出组织、用工单位、人力资源服务机构要将艾滋病综合防治知识教育纳入职业技能培训和安全教育。教育、公安、卫生、共青团等部门和单位要在青少年中开展艾滋病综合防治知识宣传教育活动。教育、卫生、人力资源社会保障部门要建立预防艾滋病宣传教育工作机制,在医学院校、师范院校相关课程中纳入艾滋病综合防治知识教育内容,在初中及以上学校开展艾滋病综合防治知识专题教育,加强师资队伍建设,保证课时落实和教学效果。充分发挥学校社团、互联网、学生刊物等平台的作用,鼓励青少年主动参与宣传教育活动,并将落实艾滋病综合防治知识和技能等相关教育作为学校年度考核的内容之一。妇联、人口计生、卫生等部门和单位要关注已感染艾滋病和面临感染风险的妇女,积极倡导和支持开展针对妇女的艾滋病防治知识教育,防止配偶间传播和母婴传播,切实维护妇女的合法权益。充分发挥工会、共青团、妇联、工商联、红十字会等组织的工作网络优势,继续深入开展"职工红丝带健康行动"、"青春红丝带"、"妇女'面对面'"和"红丝带健康包"等专项行动。公安、司法等部门要结合监管场所特点,加强被监管人员的法制宣传和艾滋病综合防治知识教育。

(二)扩大综合干预覆盖面,提高干预工作质量。突出重点,遏制艾滋病经性途径传播。公安部门要继续依法打击卖淫嫖娼、聚众淫乱等违法犯罪行为。卫生、宣传、文化、人口计生、工商、质检、旅游等部门要落实宾馆等公共场所摆放安全套的有关规定,加强检查指导,提高安全套的可及性。各省(区、市)要明确放置安全套或者设置安全套发售设施的公共场所。有关场所的经营者要通过多种方式,促进安全套的使用。加强对高危行为人群以及感染者配偶的健康教育和综合干预,提高安全套的使用率。要将艾滋病和性病检测纳入重点公共场所服务人员健康体检,对检出的艾滋病病人、性病患者及时提供治疗服务。加强医疗卫生机构性病防治能力建设,完善治疗服务网络,改善服务环境,提高服务质量,及时和规范治疗性病病人,并将性病诊疗服务与艾滋病预防干预紧密结合。积极探索使用抗病毒治疗药物预防配偶间和男性同性性行为人群间传播的方法。

开展对吸毒人群的综合干预,扎实推进戒毒药物维持治疗工作,减低艾滋病和毒品的危害。在继续依法打击贩毒吸毒违法犯罪行为的同时,卫生、公安、司法、食品药品监管等部门要密切配合,将预防艾滋病经吸毒传播与贯彻落实《中华人民共和国禁毒法》、《戒毒条例》相结合,加强综合干预,进一步扩大戒毒药物维持治疗工作的覆盖面。依托戒毒药物维持治疗门诊,建立延伸服务点,提高服务的可及性。建立强制隔离戒毒、社区戒毒、社区康复和戒毒药物维持治疗之间的衔接机制,积极探索在社区戒毒和社区康复场所内开展戒毒药物维持治疗工作,做好强制隔离戒毒人员出所后向戒毒药物维持治疗机构的转介工作。加强戒毒药物维持治疗的规范化管理,提高服务质量。要根据当地实际情况,探索建立减免费用等激励机制,加强对服药人员的管理和综合服务,提高维持治疗保持率,确保治疗效果。在戒毒药物维持治疗难以覆盖的地方,继续开展清洁针具交换工作。

扩大预防母婴传播工作覆盖面,有效减少新生儿感染。卫生部门要以妇幼保健网络为平台,将预防艾滋病母婴传播和先天梅毒防治工作纳入妇幼保健和生殖健康服务常规工作中,建立长效工作机制,逐步将工作扩展到全国。各级各类提供孕产期保健及助产技术服务的医疗卫生机构要充分利用孕产期保健服务,为孕产妇提供艾滋病与梅毒咨询、检测、转介或诊疗服务。对感染艾滋病、梅毒的孕产妇及其所生婴幼儿,免费提供治疗、预防性用药、随访等系列干预服务。加强相关监测、机会性感染预防及婴幼儿早期诊断等工作,减少艾滋病母婴传播和先天梅毒的发生。

(三)加强血液安全管理,预防医源性传播。发展改革、财政、卫生等部门应当依据当地医疗卫生服务发展规划,保证采供血服务的发展与医疗服务需求增长幅度相适应。卫生、食品药品监管、红十字会等部门和单位要巩固加强采供血机构和血液管理的成效,贯彻落实《中华人民共和国献血法》,积极建立无偿献血志愿者组织,提高固定无偿献血者的比例,采取有效措施减少高危行为人群献血,大力推动无偿献血工作。加强血液安全管理,积极推进血液筛查核酸检测工作,到"十二五"末基本覆盖全国。完善采供血机构实验室质量控制体系,加强对采供血和血液制品生产的全程监督与管理。公安、卫生等部门要开展经常性的打击非法采供血液(血浆)、制售血液制品和组织他人出卖血液(血浆)活动。卫生部门要加强对医疗卫生机构临床合理用血和院内感染控制的培训和管理,完善并落实预防艾滋病和丙肝医源性传播的工作制度和技术规范,加强病人防护安全和医务人员的职业防护。

(四)扩大监测检测覆盖面,最大限度发现感染者。发展改革、卫生、质检等部门要依托现有医疗卫生服务和传染病监测网络,配备必要的设备和人员,进一步加强监测检测能力建设,完善艾滋病、性病和丙肝综合监测和实验室检测网络。逐步推广艾滋病新发感染识别检测、病毒感染窗口期检测和婴幼儿感染艾滋病病毒早期诊断技术,提高检测服务的可及性和质量,所有省级疾病预防控制中心的确证中心实验室具备开展识别艾滋病新发和既往感染检测能力。加强医疗卫生机构检测和病例报告的管理,及时掌握疫情动态与流行特点,对可能发生的疫情进行预警。加强监测信息的分析和利用,建立部门间信息合作与共享机制,定期公布疫情。卫生部门要合理设置和调整自愿咨询检测点,开展艾滋病、梅毒和丙肝的检测咨询工作。定期开展对感染者和病人配偶以及高危行为人群的艾滋病、梅毒检测咨询工作。公安、司法、卫生部门要加强被监管人员的艾滋病检测咨询工作。

(五)扩大治疗覆盖面,提高治疗水平和可及性。要根据感染者和病人的具体情况,按照就地治疗原则,及时开展抗艾滋病病毒治疗,加强随访,提高治疗效果。积极动员感染者家庭成员、社区组织参与非住院病人的治疗工作,提高治疗依从性。完善医疗卫生机构在病人抗艾滋病病毒、抗机会性感染治疗、随访、药品提供等方面的管理制度以及异地治疗的转介和衔接机制,加强被监管人员和流动人口中病人的治疗工作,提高治疗的可及性和规范化程度。加强感染者和病人中结核病、丙肝的筛查和诊断,做好治疗和随访服务工作,不断提高治疗效果。卫生、中医药部门要充分发挥中医药作用,探索艾滋病中西医结合的综合治疗方案,扩大中医药治疗的规模,提高治疗质量。发展改革、财政、卫生等部门要加强定点综合医院和传染病医院的学科与能力建设,提高其综合诊疗能力,并加强监督管理,落实其为感染者和病人提供诊疗服务的责任。各地基层医疗卫生机构要按照《国家基本公共卫生服务规范》对居民健康档案、健康教育和传染病防治等项目的要求,切实做好有关防治工作,逐步实现艾滋病防治服务均等化。公立医疗机构要强化社会公益性质,积极承担艾滋病检测咨询、临床治疗和管理、预防艾滋病母婴传播等职能。各级政府要根据实际,对医疗机构承担的艾滋病防治任务给予补助。

进一步完善艾滋病治疗药品的供应保障体系,健全药物采购、配送、支付和储备等制度。发展改革、财政、人力资源社会保障、工业和信息化、食品药品监管、卫生等部门要根据艾滋病治疗需要,结合财政和医保基金承受能力,适时将抗机会性感染的必需药品纳入国家基本药物目录,并做好与基本医疗保险制度的衔接工作。发展改革、财政、海关、税务等部门要继续对进口和国产的抗艾滋病病毒治疗药品实行税收优惠。商务、工业和信息化、知识产权、卫生等部门对用量大、价格高的进口专利药品,要探索国内企业许可生产的可行性,最大限度降低药品成本。发展改革、食品药品监管、工业和信息化、卫生等部门要加强对国内医药企业的指导协调,加快艾滋病治疗领域药品的研发、生产和审批。探索通过公开招标方式确定药品定点生产企业。工业和信息化、卫生、财政等部门要根据新的形势发展和需要,调整储备药物品种、数量,做好新药技术储备。

(六)加强对感染者和病人的服务和管理,全面落实关怀措施。卫生、教育、人力资源社会保障等部门要坚持不懈地落实"四免一关怀"政策,努力消除对感染者和病人及其家庭成员在就医、就业、入学等方面的歧视。提高艾滋病救治的保障水平,进一步减轻医疗费用负担。在继续落实免费抗病毒治疗和医疗保险报销政策的基础上,民政等部门要针对合并机会性感染的病人实际情况,对抗机会性感染治疗的费用通过医疗救助给予解决,地方政府要对生活困难的病人提供帮助,切实减轻其医疗费用负担。民政、红十字会等部门和单位要加强对感染者和病人的救助工作及晚期病人的情感支持和临终关怀,将符合条件的感染者和病人纳入最低生活保障,并保护他们的隐私。扶贫、人力资源社会保障等部门要把政府救助与倡导、动员爱心行动相结合,把艾滋病综合防治与扶贫开发相结合,支持生活困难的感染者和病人开展生产自救,依法保障有劳动能力且有就业意愿的感染者和病人的合法就业权益。财政、教育部门要制定和落实对因艾滋病造成的困难家庭子女就读普通高中、高等学校的救助、减免政策。民政部门要将艾滋病致孤儿童全部纳入孤儿保障制度;对感染艾滋病病毒的儿童或患儿,适当补助基本生活费。民政、教育等部门要加强对受艾滋病影响儿童心理辅导工作,保障儿童健康成长。

宣传、卫生等部门要加强对感染者和病人的法制宣传和道德教育,增强其法制观念,提高其社会责任感,督促感染者和病人及时将感染状况告知其配偶或有性关系者。公安、司法部门要会同有关部门依法打击故意传播艾滋病和利用感染者身份进行的违法犯罪活动,建立健全对违法犯罪感染者和病人的监管制度,做好其回归社会后的治疗、救助等衔接工作,维护社会和谐稳定。卫生、外交、教育、公安、人力资源社会保障、质检、外专等部门要积极配合,共同做好在华外国人艾滋病防治工作。

(七)实施分类指导,全面推进艾滋病防治工作。高流行地区要重点加强病人的治疗、管理、关怀救助和预防二代传播,减少新发感染,降低病死率,尽快遏制疫情上升的势头。高流行的县

（市、区）要将艾滋病和梅毒检测咨询纳入婚前自愿医学检查内容，县级医疗机构将艾滋病检测纳入住院和门诊的常规检查，按照"知情不拒绝"的原则对高危行为人群提供必要的艾滋病检测咨询服务，乡镇卫生院和社区卫生服务中心要针对高危行为人群开展艾滋病快速检测咨询和梅毒检测；积极推广抗艾滋病病毒治疗作为预防的策略，根据病人数量和分布，按照方便患者、保证质量的原则，合理设置治疗服务网点，提供治疗服务。中度流行地区要控制疫情的扩散和蔓延。中度流行的县（市、区）要根据实际扩大艾滋病检测范围，县级医疗机构按照"知情不拒绝"的原则对重点科室就诊者和住院病人主动提供必要的艾滋病检测咨询服务；适时推广抗艾滋病病毒治疗作为预防的策略，根据本地实际情况，指定定点医疗机构，为病人提供规范的治疗服务。低流行地区要重点加强监测和宣传教育，保持疫情的低流行态势。

要充分发挥艾滋病综合防治示范区的作用，研究艾滋病综合防治中出现的新情况、新问题，解决防治工作的重点、难点问题，不断总结我国不同地区、不同传播模式的艾滋病防治工作经验，探索艾滋病、性病和丙肝综合防治的工作模式。有关部门和地区要整合防治资源，加强对示范区的组织管理、技术指导和监督考核。

四、保障措施

（一）加强组织领导，完善防治工作机制。地方各级政府要对行政区域内的艾滋病综合防治工作负总责，完善"政府组织领导、部门各负其责、全社会共同参与"的防治工作机制。高流行地区政府要充分认识当地艾滋病疫情的严峻性，实行政府一把手负责制，将防治工作纳入政府工作重要内容，每年进行艾滋病综合防治工作考核；中度流行地区政府要充分认识艾滋病流行对当地人民群众健康和经济社会发展的潜在影响，将防治工作列入政府工作的重要议事日程，落实管理责任制，定期进行艾滋病综合防治工作考核；低流行地区政府要克服麻痹思想，重视艾滋病防治工作，将其纳入工作考核内容。各地要制定符合各地实际的防治工作规划，明确工作目标，落实工作任务。根据艾滋病综合防治工作的发展和需要，进一步完善与艾滋病综合防治相关的法规和配套政策。定期开展督导检查，对考核不合格的地区，追究主要领导以及相关责任人的责任。各地、各有关部门领导干部要带头学习和掌握艾滋病综合防治知识和政策。

各地尤其是高流行地区要加强艾滋病综合防治工作的领导和协调，充实办事机构和人员，明确相关部门和相应人员负责艾滋病防治工作的协调与管理，确保事有人管，责有人负。要充分发挥各级防治艾滋病工作委员会或协调机制的作用，加强统筹协调，明确成员单位职责，组织推动防治工作。各有关部门要利用部门优势，将艾滋病综合防治纳入本部门的日常工作，制定年度工作计划，建立考核制度，根据工作需要设立兼职人员负责艾滋病防治工作。要相互支持，密切配合，切实落实防治责任。

（二）加强机构和能力建设，建立长效工作机制。各地要落实深化医改的要求，建立基层艾滋病综合防治工作新机制。加强基层防治能力建设，全面建立以县级疾病预防控制机构为主导，县级定点治疗医院为支撑，乡镇卫生院、村卫生室、社区卫生服务中心（站）、基层计划生育技术服务机构为平台，乡（镇）政府、街道办事处、村（居）民委员会、社区组织等为补充的基层艾滋病防治服务体系，所有社区卫生服务中心和乡镇卫生院具备开展艾滋病的快速检测和梅毒检测的能力。高流行地区的县（市、区）疾病预防控制机构设立独立从事艾滋病防治工作的科室，建立艾滋病确证检测实验室，疾病预防控制机构和定点医疗机构具备艾滋病相关免疫细胞检测能力，乡镇卫生院、社区卫生服务中心要有专职或兼职人员从事艾滋病防治工作，加大现场指导和技术支援的力度，不断提升基层艾滋病防治服务能力；中度流行地区的县（市、区）疾病预防控制机构明确专人负责艾滋病防治工作,疾病预防控制机构、定点医疗机构和妇幼保健机构设立艾滋病筛查实验室,具备艾滋病、梅毒和丙肝检测能力,疾病预防控制机构和定点医疗机构具备艾滋病相关免疫细胞检测能力;低流行地区的县(市、区)疾病预防控制机构要有兼职人员负责艾滋病防治工作,设立艾滋病筛查实验室。卫生、中医药部门要加强防治队伍建设和各级各类艾滋病防治人员的培训,将艾滋病防治知识纳入执业医师考试的内容,重视学术带头人和创新型人才的培养。要加强基层医疗卫生机构和基层计划生育技术服务机构及其人员的艾滋病防治技能培训和指导。卫生、人力资源社会保障、财政等部门要落实国家对艾滋病防治工作人员的工资倾斜政策,完善收入分配激励机制,调动防治人员的工作积极性,稳定防治队伍。开展公安、司法、质检等部门防治人员艾滋病自我防护的培训,加强职业防护。

(三)保障经费投入,整合防治资源。各级政府要进一步完善"政府投入为主、分级负责、多渠道筹资"的经费投入机制,合理安排艾滋病防治经费,逐步加大投入力度。动员和引导企业、基金会、有关组织和个人为艾滋病综合防治工作提供支持。加强对国际、国内防治资源的统筹协调、管理和资金使用情况的监督检查,确保资金及时、足额到位,专款专用,提高资金使用效益。各级政府应当确保国际合作项目结束后各项防治工作的可持续性。

(四)充分发挥社会力量的作用,开展艾滋病综合防治。各级政府要将社会力量参与艾滋病综合防治工作纳入整体防治工作计划。积极发挥工会、共青团、妇联、红十字会、工商联等人民团体和社会团体,以及基金会、民办非企业单位、艾滋病专业防治协会等社会组织在艾滋病工作中的作用。动员和支持企业开展与艾滋病相关的社会宣传、捐赠款物、扶贫救助等公益活动。鼓励志愿者积极参与防治工作。要充分发挥社区组织在艾滋病防治中的重要作用,利用其易于深入接触特殊社会群体、工作方式灵活、效率较高等优势,按照属地活动的原则,统筹规划,加强合作、引导,促进社区组织在高危行为人群宣传教育、行为干预、检测咨询以及感染者和病人关怀救助等领域参与艾滋病防治工作。要开展社区组织的管理及防治技术培训,支持其提高防治能力。各级财政要加大投入,通过委托、招标等购买服务或提供技术服务、物资等方式,逐步扩大社区组织开展防治工作的覆盖面。民政部门要支持相关社会组织注册登记,卫生部门要认真履行业务主管单位职责。

(五)加大科研力度,积极开展国际合作与交流。卫生、科技、食品药品监管、中医药等部门要尽快落实"艾滋病和病毒性肝炎等重大传染病防治"和"重大新药创制"国家重大专项的"十二五"实施方案,为艾滋病综合防治提供科技支撑。加强艾滋病的流行病学和干预研究,强化治疗药物、检测试剂和预防药剂及用品的应用研究,加强耐药监测、早期诊断、新发感染识别检测、快速诊断、防治效果评估、中西医结合治疗、与艾滋病综合防治相关的社会问题等方面的研究,着重解决防治策略、干预措施等关键问题,加快科技成果转化。

继续加强国际合作,积极引进国际艾滋病综合防治的先进理念和技术,借鉴和吸收其他国家的防治经验。通过与相邻国家的双边合作,加强边境地区的预防干预工作。积极做好对外宣传,为部分发展中国家提供技术支持,扩大我国在艾滋病综合防治领域的国际影响。

五、督导与评估

加强艾滋病防治督导与评估工作,完善国家艾滋病综合防治数据信息管理系统。各地、各有关部门要根据职责,制订计划,开展督导检查,注重防治效果的评估。国务院防治艾滋病工作委员会办公室制订本行动计划的督导与评估框架,对防治工作开展情况进行督导检查,2016年初对本行动计划执行效果进行评估。